Diglee
et
Sioux Berger
présentent

Le cahier pratique WeightWatchers®
pour toutes les gourmandes au bord de la crise de nerfs

MARABOUT

sommaire

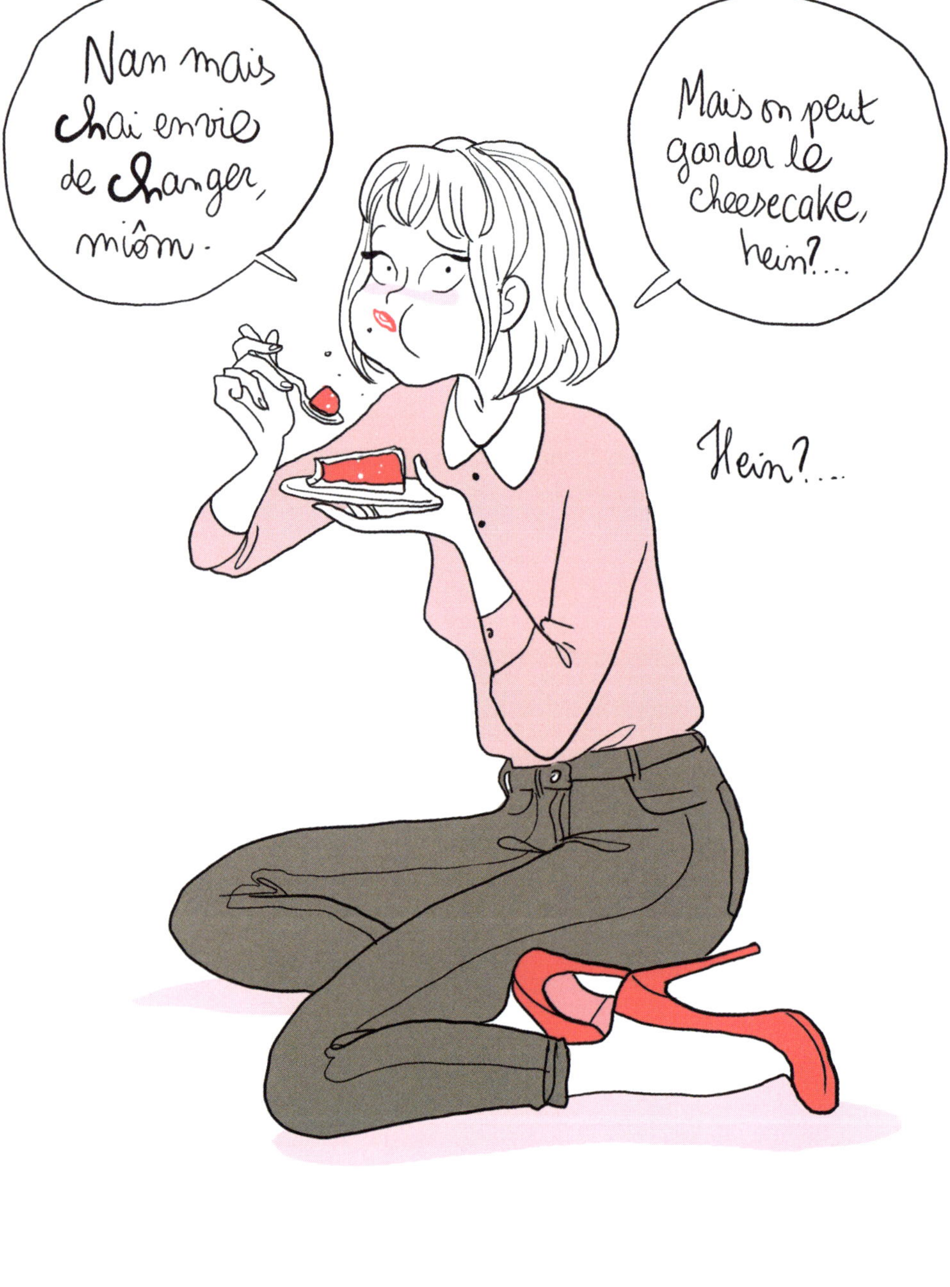
Nan mais chai envie de changer, miôm.
Mais on peut garder le cheesecake, hein?...
Hein?...

Avant de s'y mettre

Gourmande et weight watcheuse, est-ce compatible ?
Va-t-on me priver d'éclair au chocolat et m'envoyer au bûcher parce que j'adooore la raclette en hiver et le rosé en été ?

Point du tout ! « La Weight Watchers® attitude » se construit autour de 4 piliers tout simples et adaptés à nos vies actives :

1. Je vais manger équilibré.

La bonne nouvelle ?

Je ne vais me priver de rien !

2. Je vais rester motivée.

La bonne nouvelle ?

Je n'aime pas la solitude, je ne serai pas isolée face à ma salade verte !

3. Je vais changer ma façon de manger, tout en douceur.

La bonne nouvelle ?

Je ne vais pas passer du cassoulet-forêt noire au blanc de dinde bouilli !

4. Je vais bouger mon popotin.

La bonne nouvelle ?

J'aime la zoumba et la lambada, tant mieux, c'est recommandé !

En conclusion, le programme Weight Watchers® est fait pour une fille comme moi : j'aime avant tout me faire plaisir, et surtout pas me mettre en mode privation-menu unique pendant des semaines uniquement pour ressembler à Paris Hilton 15 jours par an à Palavas les flots.

1. *JE VIDE MON FRIGO !*

Il est bien difficile de démarrer un programme alimentaire avec certains aliments très tentants sous les yeux, dès qu'on ouvre la porte du frigo. Un conseil, faites le grand ménage là-dedans avant toute chose.

Un soda
Il y a l'équivalent de 6 morceaux de sucre dans un verre de soda ! Alors, on évite de finir la bouteille, et si on ne peut pas résister... on n'en achète pas.

Un plat de légumes tout prêt
La plupart des plats tout prêts contiennent des sucres, du sel, et des matières grasses en quantité importante car ceux-ci sont utilisés comme rehausseurs de goût. Alors, lisez bien les étiquettes avant de les acheter, et fuyez les mentions « sirop de glucose » !

Des barres chocolatées
Si vous adorez le chocolat et que vous apercevez une barre chocolatée dès que vous ouvrez la porte du frigo pour y prendre un concombre, il y a de fortes chances pour que vous ne preniez pas le concombre...

Du pain de mie
Le pain de mie est composé notamment de sucres et de graisses, tandis que le pain de la boulangerie est composé de farine et de levain. Passez plutôt à la boulangerie !

Des mousses au chocolat en portion individuelle
Un petit pot par-ci, un petit pot par-là... c'est si facile de soulever les petits opercules et de finir fissa les lots vendus par 4. Ne présumez pas trop de vos forces ! Laissez les mousses au chocolat dans le magasin.

Des mini portions de fromage fondu
Elles trouvent facilement preneur car on n'a pas besoin d'un couteau et d'une assiette pour les déguster. Un petit tour par le frigo, et hop, on en engloutit 3 ou 4 pendant que le petit dernier lit la devinette.

Si vous adorez vraiment les... devinettes... mettez un Trivial Poursuit dans votre frigo à la place des apéricubes.

Des cacahuètes

Une poignée par-ci, une poignée par-là, et on a consommé la majeure partie de son crédit énergétique de la journée en quelques minutes.
Si on a réellement envie de croquer, on croque dans... une pomme !

Des biscuits apéritifs ou des chips

Trop faciles à grignoter pour être honnêtes. Votre main se tendra vers eux à la moindre petite faim... on les rapporte au supermarché !!!

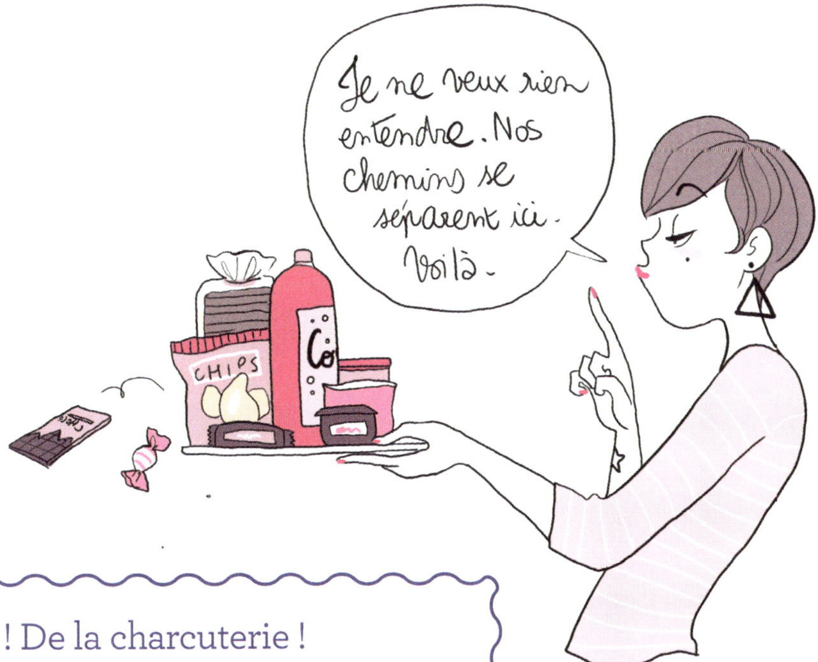
Je ne veux rien entendre. Nos chemins se séparent ici. Voilà.
CHIPS

Chouette ! De la charcuterie !

! Lorsque je déguste une tranche de jambon blanc ou une tranche de jambon sec de Bayonne, c'est exactement comme si je mangeais deux tranches de saucisson sec... sauf que... les tranches de saucisson passent comme une lettre à la poste, on les croque rapide sur un coin de table et du coup, on en mange plus, tandis qu'une tranche de jambon, ça se savoure, ça se découpe..., et ça rassasie.

Recette

Une terrine avec du pain d'épices

Terrine de pintade aux carottes et pain d'épices

Pour 4 personnes

- **Préparation 20 min**
- **Cuisson 1 h 05**

Ingrédients :

- 1/2 pintade ou poulet, cuits (2 pilons, 2 ailes)
- 500 g de carottes
- 2 échalotes
- 1 cc de margarine végétale
- 2 tranches de pain d'épices
- 2 petits œufs
- 2 cs de crème liquide à 5%
- 1 cc de muscade
- Sel, poivre du moulin

Enlever la peau des morceaux de pintade puis émincer la chair en petits morceaux. Éplucher les carottes et les couper en fines rondelles. Éplucher les échalotes, les hacher et les faire revenir dans une sauteuse avec un peu de matière grasse. Ajouter les carottes et laisser étuver à feu doux 20 mn environ. Faire griller les tranches de pain d'épices au grille-pain puis les hacher grossièrement à l'aide d'un mixeur.

Mélanger les œufs battus avec la crème. Ajouter la muscade râpée, le pain d'épices haché, sel et poivre, puis les carottes lorsqu'elles sont bien tendres.

Verser la préparation dans un mixeur et donner quelques tours. Remplir un moule à cake anti adhésif avec la préparation et cuire au bain-marie dans un four préchauffé à 170° C pendant 45 minutes environ. Démouler la terrine refroidie.

Optimisation du frigo : 20/20

Coefficient régal : 20/20

L'art d'accommoder les restes

J'ai cuisiné tout le week-end pour mes invités et mon frigo est plein de restes.
Oui, mais j'ai pas envie de remanger la même chose... Qu'est-ce que je peux faire ?

Plonger dans les livres de cuisine et chercher une recette qui conviendrait pour utiliser tout ce qu'il me reste dans le frigo ? C'est une solution mais c'est compliqué, à moins d'avoir du temps et de la patience. Moi, je raisonne à l'envers, je me dis : j'ai du poulet rôti froid, qu'est-ce que j'ai envie de manger ? Une salade, un curry, un gratin, un plat de pâtes ? Et, en fonction de mon envie, je me prépare mon petit plat.

Une salade, hyper facile ! Cherchez dans votre placard ce que vous pouvez y associer. Moi je raisonne selon le type de viande, les volailles supportent très bien le sucré salé, le porc aussi (ex. : tomates, salade verte, maïs). Si vous avez du rosbif froid, faites plutôt une sauce bolognaise pour accompagner des pâtes. Si vous avez de l'agneau, ce sera plutôt des boulettes avec de la coriandre et des épices. Si vous êtes à court d'idées, essayez de vous rappeler la salade que vous avez adorée au restaurant et faites la même association de viande/légumes/type de sauce. S'il vous reste de la viande de pot-au-feu, alors là, vous pouvez dire que vous avez de la chance et que vous allez faire bingo, car il y a 2 recettes incroyablement délicieuses que vous pouvez réaliser : le hachis parmentier ; la recette de ma grand-mère : viande cuite coupée en morceaux, sautée avec des oignons et lorsque tout cela est bien doré, un peu de vinaigre pour déglacer : un régal de régal !

Si vous avez envie de manger un curry, j'espère pour vous que vous avez de la pâte à curry dans votre placard (sinon, notez-le sur votre prochaine liste de courses), il vous suffit alors d'en mettre 1/2 cc dans une poêle, de faire revenir légèrement votre reste de viande coupée en cubes dedans, d'ajouter du lait de coco. Retirez ensuite la viande, ajoutez des légumes coupés en brunoise, de la cardamome, de la coriandre fraîche et vous laissez cuire à couvert. Au moment de servir, ajoutez la viande réservée.

Pour accompagner des pâtes, rien n'est plus simple que de préparer une sauce.
En Italie, il existe tant de sortes de sauces : à la betterave, à l'ail et aux herbes, à base de crustacés, mollusques, de poisson ou de viande.
Il suffit la plupart du temps de faire revenir l'ingrédient principal, d'ajouter de la crème allégée ou des tomates pelées coupées, ou bien de hacher de l'ail et du basilic, par exemple.

Laissez faire votre imagination, la cuisine est créative !

Test : *quel est mon péché mignon caché ?*

Le chocolat ? La charcuterie ? Les viennoiseries ? Les trois mon capitaine ! Et sans l'ombre d'une once de culpabilité ! C'est tellement bon ! Mais pourtant, je n'en mange pas tous les jours. Je vous juuuure ! Bon, très bien, faites quand même ce petit test…

1. Il est 18 heures, et vous rentrez du boulot harassée :

a. Pas le temps d'attendre 20 heures, vous plongez tête baissée dans le gruyère et le saucisson.

b. Pas le temps d'attendre 20 heures, vous vous mettez aussitôt à cuisiner, en piochant un petit morceau de-ci de-là.

c. Vous patientez sans problème jusqu'à 20 heures, mais ce sera double ration de gratin.

2. Dans la boîte à gants de votre voiture on trouve :

a. Du chocolat en hiver, mais jamais l'été… comme ça fond, je le mets dans mon sac à main.

b. Des chewing-gums et des bonbons à la menthe.

c. Une raclette… à vitre et des prunes… du commissariat.

3. C'est pas juste, votre copine Sonia est mince comme un fil et pourtant :

a. Elle a un appétit d'ogre.

b. Elle prend toujours un café gourmand.

c. Elle passe ses journées à grignoter.

4. Vous dites souvent de vous-même :

a. Le fromage, le chocolat et les chouquettes c'est mauvais pour la ligne, mais je suis une incorrigible gourmande.

b. C'est pas juste, je mange très peu aux repas, je fais hyper attention et pourtant je grossis.

c. Moi, je mange sain. Les cochonneries, c'est pas mon truc.

5. La semaine dernière, vous avez dégusté :

a. Deux desserts environ.

b. Je ne me souviens plus.

c. Aucun dessert, je sais que ça fait grossir.

6. Vous avez des principes :

a. Jamais de foie gras en dehors des périodes de fêtes (sauf si je visite le Sud-ouest en été).

b. Jamais de sucre avec mon café.

c. Entrée-plat, c'est mieux que plat-dessert.

Mon péché mignon à moi : difficile de choisir entre le choco noisette et la raclette !

Résultats

VOUS AVEZ UNE MAJORITÉ DE A

Je suis une grande gourmande devant l'éternel.

Vous grignotez quotidiennement ce qui vous fait plaisir, et toutes les occasions sont bonnes pour vous régaler : les barres chocolatées des enfants, un apéritif entre amis, les cloches de Pâques, la nuit de la saint-Valentin…

Vous ne vous privez pas, et vous en avez parfaitement conscience !

Sans aller contre votre nature, il est tout à fait possible de réguler un peu votre gourmandise sans vous restreindre complètement : remplacez les grignotages par une vraie collation, à l'heure qui vous convient, avant d'avoir trop faim. Fixez-vous un jour ou deux par semaine au cours desquels le dessert sera à l'honneur : le mercredi avec les enfants, ou le dimanche, pour un gâteau en famille.

VOUS AVEZ UNE MAJORITÉ DE B

Je ne grignote pas… mais en fait, je grignote.

Vos amies vous disent souvent : tu ne peux vraiment pas t'empêcher de grignoter. Vous leur répondez souvent que ce cannelé sorti du four est une occasion rare, et que, la plupart du temps, vous ne mangez jamais au grand jamais entre les repas. En êtes-vous bien sûre ? Pour le savoir de façon objective, investissez dans un petit carnet que vous glisserez dans votre sac à main et notez tout, absolument tout ce que vous mangez. N'oubliez pas les chewing-gums de la boîte à gant, ni la petite bouchée saisie à la va-vite alors que vous prépariez le buffet d'anniversaire de l'oncle Ernest.

VOUS AVEZ UNE MAJORITÉ DE C

Êtes-vous un grand ado de 1,90 m ? Pas vraiment…

Votre fils (la chose avachie sur le canapé qui produit des borborygmes de plaisir lorsqu'un zombie se fait assassiner sur sa console), est capable d'avaler d'une traite et sans respirer, une pizza XXL livrée et une offerte.

Certes, vous ne parvenez pas à rivaliser avec lui, mais, vous vous défendez vraiment bien : vous vous resservez plusieurs fois, et vous adorez bien manger à table. Les grignotages, ce n'est pas pour vous. Essayez d'alléger les quantités de votre assiette. Une seule portion serait peut-être suffisante, quitte à ajouter une petite collation dans l'après-midi…

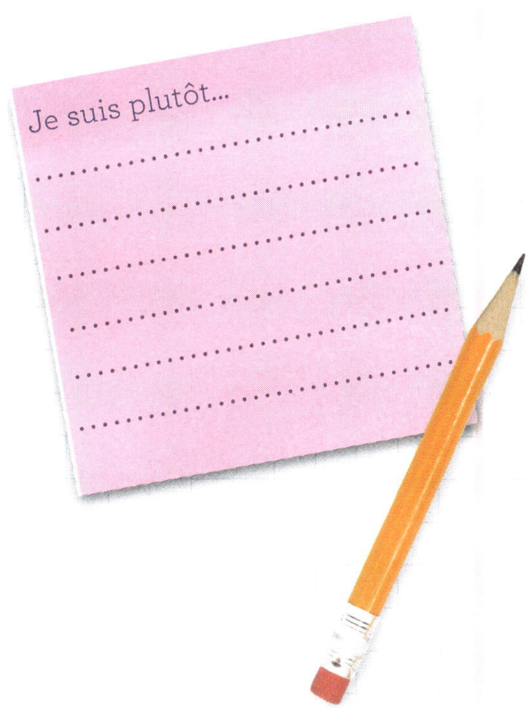

2. SAVOIR LIRE LES ÉTIQUETTES DES ALIMENTS

Ce n'est pas parce qu'il y a deux magnifiques épis de blé et une fille sublime en maillot de bain sur le paquet que je peux acheter en fermant les yeux. Ce n'est pas parce qu'il est indiqué « light », « minceur » ou « allégé » que le produit n'est pas riche en sucres ou graisses.

Je regarde la liste des ingrédients !
Je chausse mes plus belles lunettes, parce qu'en général, c'est écrit en tout petit un peu caché par les épis de blé et la fille en maillot de bain. Il faut avant tout observer l'ordre d'apparition des différents ingrédients. Si c'est indiqué : « blé, sucre », cela signifie qu'il y a d'abord du blé, et ensuite du sucre. Si c'est indiqué « sucre, blé », le produit contient avant tout du sucre !

Je me méfie des mots compliqués
Sur certains produits, c'est à croire que ma maîtresse de CM2 n'a pas fait son travail : je ne comprends pas la moitié des mots de la composition... Il y a en effet beaucoup de termes barbares comme « sirop de sucre inverti », « sirop de glucoses » ou « graisses hydrogénées » : cherchez pas, c'est du sucre et du gras, et vraiment pas le meilleur.

Descendez du bus !

! Et marchez 10 minutes ! Vous aurez grillé l'équivalent d'un carré de chocolat ! Bon d'accord, si vous sautez du car 20 arrêts avant la ligne d'arrivée, ce n'est pas une raison pour vous enfiler la tablette sur le chemin, non mais !

Quant aux E 102, E 104, E 503, il s'agit d'émulsifiants, de colorants ou de conservateurs : ça veut dire que la cerise qui est dessinée sur l'emballage n'a pas forcément poussé en pleine nature sur un arbre, mais plutôt dans un laboratoire de chimie.

Je suis une fille toute simple

Bon, j'achète quoi alors ? eh bien du basique, au moins je suis certaine de ne pas me tromper : un yaourt nature, c'est sûr, il est nature, une orange, c'est une orange, et une pomme c'est une pomme. Pas besoin d'avoir fait une école de chimie pour se nourrir simplement, non mais... !

Une vraie astuce : méfiez-vous des mots compliqués !

Recette

Des petits biscuits maison

Palets de dames à la noix de coco

Pour 4 personnes

- **Préparation 10 mn**
- **Cuisson 15 mn**

Ingrédients :

- 100 g de farine
- 11 cs de noix de coco râpée
- 4 cs de sucre en poudre
- 2 œufs moyens
- 1/2 cc de zeste de citron râpé
- 1/2 cc d'huile

Préchauffer le four à 230 °C (th. 7/8). Mélanger la farine et la noix de coco. Ajouter les œufs entiers et le zeste de citron râpé. Remuer bien avec une cuillère en bois. Lorsque la pâte est consistante, ajouter le sucre.

Huiler un plat à four, assez grand pour contenir 12 petits tas de pâte un peu espacés les uns des autres. Enfourner et laisser cuire environ 15 mn jusqu'à ce que les palets soient dorés.

Une assiette équilibrée, c’est quoi ?

Bonne nouvelle : mon équilibre alimentaire ne se joue pas sur un seul repas : ce n’est pas parce que j’ai craqué sur une forêt noire à midi que je jette aux orties tout mon programme alimentaire. Il est tout à fait possible de rééquilibrer sur le repas suivant. Voici donc les portions qui représentent l’équilibre d’une journée.

Miam, des fruits ! Au moins 200 grammes par jour, j’y pense pour une petite collation ou un dessert léger et fruité.

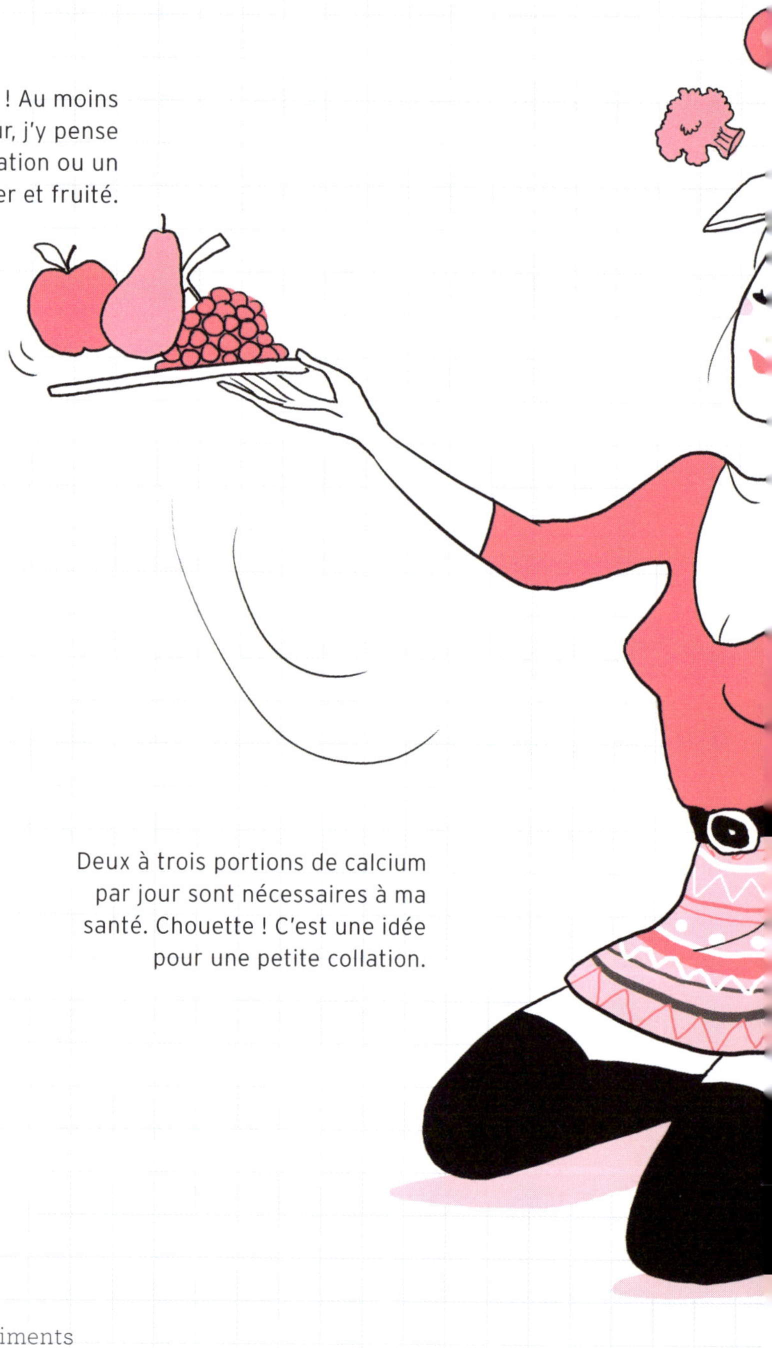

Une portion de viande, une fois par jour, c’est parfait !

Deux à trois portions de calcium par jour sont nécessaires à ma santé. Chouette ! C’est une idée pour une petite collation.

3 portions de légumes par jour, c'est un peu de verdure au quotidien : mettez de la couleur dans votre assiette !

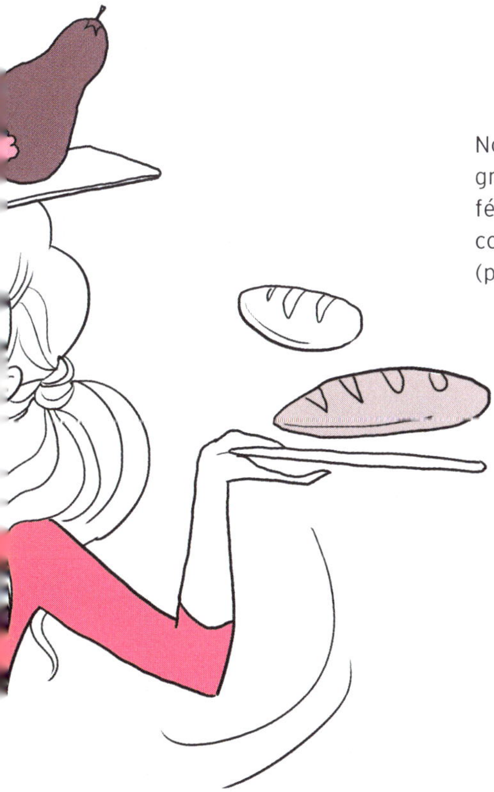

Non ! Le pain ne fait pas forcément grossir ! Mon organisme a besoin de féculents pour fonctionner. Je dois en consommer au moins sur deux repas (pâtes, riz, pommes de terre, etc.).

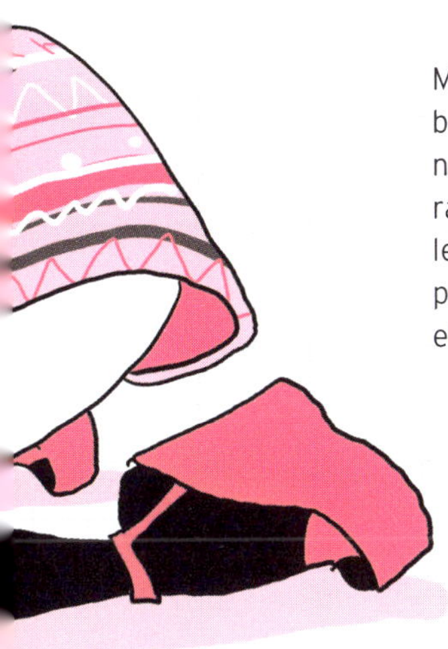

Mais oui ! Les huiles et le beurre ne sont pas à bannir non plus. En quantité raisonnable, je privilégie les huiles végétales (de première pression à froid) et je me régale !

Et avec tout ça je pense à...

! Bouger au moins 30 minutes par jour.

Boire au moins 1 litre d'eau par jour et jusqu'à 2 litres de liquide : vous reprendrez bien un petit verre d'eau de château La pompe ?!

3. ASTUCES POUR NE PLUS SE PRIVER

Il est quasiment impossible de refuser le gâteau de belle-maman ou encore de regarder les autres lécher langoureusement leur glace sur la plage sans craquer. C'est trop triiiste ! Ne dites surtout pas non à tout ! Vous allez vous décourager. Voici quelques astuces pour bien agencer vos menus et vous faire plaisir quand même...

Le diable ne s'habille pas en chocolat
Si j'adoore le chocolat, je ne me l'interdis pas. C'est écrit où qu'il faut se punir pour réussir son programme alimentaire ? Nulle part !
Il faut seulement réussir à être un peu stratège avec ledit chocolat afin de ne pas croquer toute la tablette. Un carré avec mon café, oui, une barre Mars... non !

Je suis une fille organisée : j'anticipe et je planifie
Ce week-end, c'est barbuc' avec les Duchêne, et Bernadette va encore nous faire son fondant au chocolat, c'est certain. Au lieu de stresser à l'idée de devoir résister à une tentation bien trop grande, je lève le pied les jours qui précèdent le barbeuc', et je pourrai ainsi me régaler avec tout le monde !
Le vendredi, c'est toujours moi qui vais chercher les enfants à l'école... et je les fais goûter. Mon plaisir, c'est de goûter avec eux... je le sais, et donc j'anticipe : matin léger, déjeuner léger et collation de 16 heures un peu plus copieuse que d'habitude.

Je mange comme tout le monde (enfin presque)
Vous, c'est poulet-frites, et moi, c'est salade verte sans sauce... et toute la famille me regarde avec un air attristé tandis que je croque dans ma salade en bavant devant le poulet. Mauvaise idée : je vais craquer, je vais craquer, c'est trop duuur !

Mais, je l'ai dit, je suis une fille hyper stratège, parce que j'aime le plaisir ! Donc, au lieu de réaliser deux menus différents, je fais le même pour tout le monde, et je pose sur la table le repas en kit. Chacun se sert à sa guise. Pour Kevin (16 ans, en pleine poussée de mèche de cheveux), ce sera poulet mayonnaise, pour moi, ce sera poulet et concombre sauce yaourt (normal, j'ai pas besoin de me laisser pousser la frange).

Je bouge mon cooorps
Un repas de fête ? Je fonce aussitôt sur la piste de danse pour m'amuser ! C'est tellement mieux que de regarder danser les gens en sirotant son 6e verre de champagne !

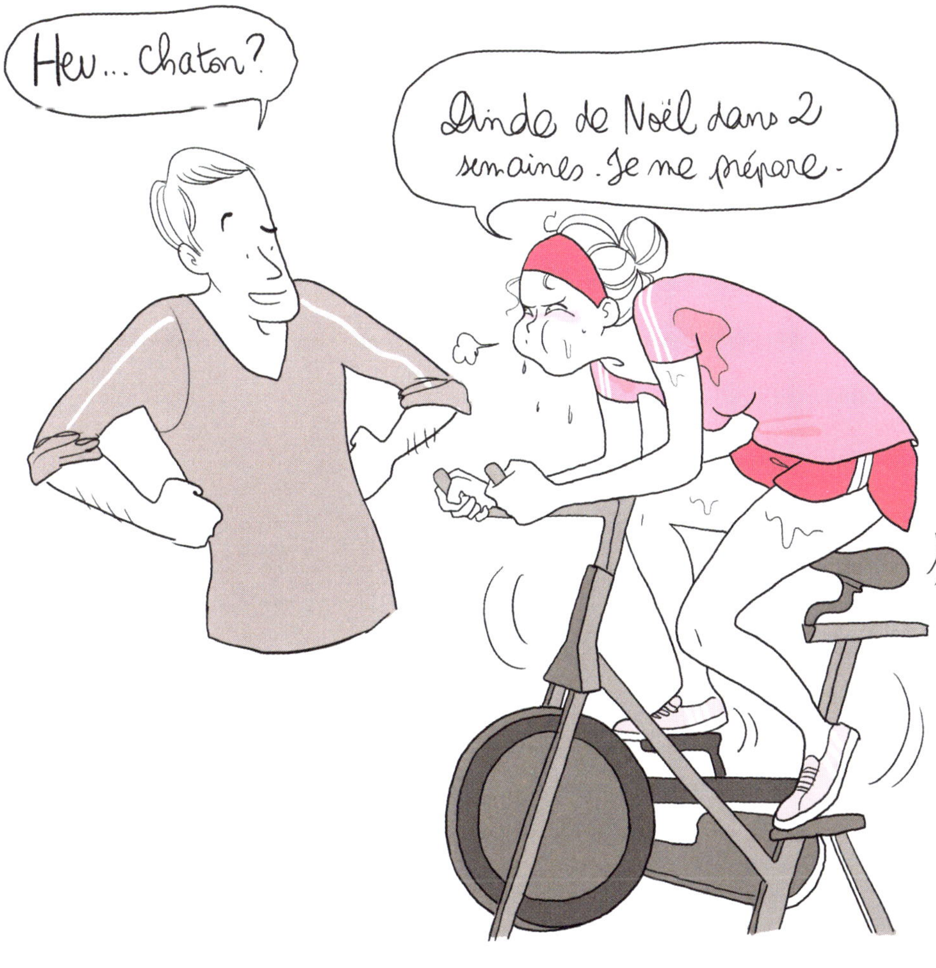
Heu... Chaton ?
Dinde de Noël dans 2 semaines. Je me prépare.

Recette « mmmm ! du chocolat ! »
Bûchettes au chocolat

Pour 8 personnes

- **Préparation 15 mn**
- **Cuisson 2 mn**
- **Repos 1 h**

Ingrédients :

- 125 g de chocolat noir
- 2 cs de crème fraîche à 5%
- 60 g de poudre d'amandes
- 1 sachet de sucre vanillé
- Feuilles de menthe (facultatif)
- 4 feuilles de brick

Faire fondre le chocolat dans une jatte au bain-marie sans remuer. Retirer du feu et ajouter la crème fraîche. Mélanger avec une cuillère en bois afin d'obtenir une pâte bien lisse. Ajouter la poudre d'amandes puis le sucre vanillé. Laisser durcir légèrement au frais pendant 1 heure.

Préchauffer le four à 210 °C (th.6/7). Laver la menthe puis la sécher sur du papier absorbant. Couper chaque feuille de brick en 2 puis, chaque morceau encore en 4. On obtient 32 triangles. Poser dans chaque triangle, la valeur d'1/2 cc de pâte au chocolat (avec 1/4 de feuille de menthe selon votre goût) puis rouler le triangle sur lui-même en partant de la pointe de manière à former une petite bûchette.

Disposer les petites bûchettes dans un plat à four recouvert d'une feuille de cuisson et enfourner pendant 2 minutes le temps de faire dorer légèrement la feuille de brick. Réserver au frais. Présenter 4 petites bûchettes par personne sur un lit de feuilles de menthe.

Test : *la chasse au « trop »*

Ci-dessous, cochez les petites phrases qui vous correspondent... si vous en cochez plus de 4, lisez les petits conseils qui suivent. Sinon... lisez-les aussi, ça peut toujours servir à Nicole, votre copine d'enfance qui fait le yoyo avec son poids, pour le plus grand bonheur des marchands de fringues...

- ❑ 1. Je fais du sport... enfin, une fois par an au printemps. Tout à coup je me dis qu'il faut que je m'y mette, et je vais courir dès 6 heures du matin, tous les matins, même le dimanche. En général, ça dure jusqu'à l'achat du maillot. Ensuite, j'arrête... et j'achète un paréo.
- ❑ 2. Quand je décide d'alléger mon alimentation, ça ne rigole pas : je suis capable de manger uniquement de la viande des grisons (au p'tit dej, au dej, au dîner) pendant une semaine sans craquer.
- ❑ 3. Les régimes, c'est bien quand c'est rapide. J'ai 9 kilos à perdre, 15 jours, c'est jouable et ça ne me fait pas peur. Au contraire, ça me motive.
- ❑ 4. Quand j'arrête de fumer, c'est d'un coup ou rien. Bon d'accord, ça fait 10 ans que j'arrête... puis je recommence.
- ❑ 5. Du chocolat ? Ah non ! si je veux perdre du poids c'est niet de chez niet ! Pas même un carré !
- ❑ 6. Des légumes ? oui ! pour maigrir, y'a pas mieux. Mais je les cuisine à l'eau, ou à la croque, et surtout sans sauce.
- ❑ 7. Si je vous montrais mon album de photo des 10 années passées, vous n'en croiriez pas vos yeux : on dirait que j'ai au moins 8 sœurs jumelles alors que je suis fille unique. C'est simple, je suis passée par toutes les tailles. Je devrais travailler pour le catalogue de la Redoute, ils feraient des économies de mannequin : du 38 au 48, c'est tout moi !
- ❑ 8. Mon poids de forme ? Celui que j'avais quand j'avais 20 ans. J'étais tellement fine... c'est la preuve que je peux perdre beaucoup !
- ❑ 9. Quand j'achève de perdre du poids, c'est le meilleur moment : enfin je peux manger de tout et à volonté !
- ❑ 10. Moi, quand j'aime quelque chose, je ne l'aime pas à moitié.

VOUS AVEZ COCHÉ PLUS DE 4 PETITES PHRASES ?

Il va falloir vous cocooner un peu plus !

Vous n'êtes pas tendre avec vous-même : si vous décidez de faire du sport, vous voulez vous inscrire aux jeux Olympiques ou rien, si vous décidez de mincir, c'est 10 kilos de moins tout de suite ou rien. Plus vous maltraiterez votre organisme en lui imposant des solutions extrêmes, plus vous vous sentirez en mésentente avec lui. Apprenez au contraire à l'écouter et à le chouchouter. Avec douceur et équilibre vous allez réapprendre à vivre avec lui, et vous trouverez ensemble votre poids idéal.

4. COMMENT BIEN ORGANISER MES MENUS

Il y a celles qui sautent le petit déjeuner, celles qui se privent jusqu'à 17 heures puis qui se rattrapent (trop) ensuite… petite liste des mauvaises habitudes en matière d'agencement des menus.

Je n'ai pas faim du tout le matin

Il existe deux bonnes raisons de ne pas avoir faim le matin :

1. Vous vous levez 1/2 heure avant de partir au boulot, vous courez sous la douche, vous vous ruez chez la nounou. Ce rythme effréné ruine totalement votre capital plaisir, car vos matinées ressemblent à un marathon. Si vous vous levez très tard, avancez un tout petit peu votre réveil afin d'avoir le temps de vous poser. Si vous vous levez déjà très tôt à cause d'un temps de transport important, prévoyez peut-être un kit petit déjeuner à déguster lorsque vous arriverez au travail : le petit déjeuner doit rester un moment agréable.
2. Vous n'avez pas faim parce que vous avez bien mangé la veille ! Dans ce cas, essayez d'alléger le dîner, et vous retrouverez sans doute un bel appétit le matin.

J'ai un creux énooorme à 18 heures

18 heures ! Il est normal d'avoir faim, le repas de midi est déjà très loin ! Une petite collation à 16 heures peut vous permettre d'effacer les grosses fringales. Ne culpabilisez pas sur le goûter : mieux vaut un goûter léger qu'un appétit d'ogre à 18 heures, heure à laquelle, toute porte de frigo ouverte, vous allez tomber sans hésiter dans la mousse au chocolat ou le camembert.

De toute façon, j'ai pas le temps de déjeuner

Pas le temps de déjeuner parce que trop de boulot… les ouvriers chinois et japonais sont hyper productifs, ils ne prennent jamais de vacances, et pourtant ils font la sieste, et ils déjeunent ! Offrez-vous donc ce petit luxe, ce petit plaisir désuet,

provincial : partez déjeuner. Vous serez ensuite bien plus productive.
En femme qui sait vivre, apprenez à dire stop ! Je prends mon temps, je mâche et je savoure, non mais…

Le soir, c'est dîner de roi

Ça, c'est à cause de mon chéri : Bibounet n'a jamais le temps de déjeuner, alors on se retrouve devant le film du soir, et on lessive le plateau de fromage à nous deux… ou alors on commande une pizza… Mais si vous avez :

1. Pris un petit déjeuner ;

2. Assumé la pause déjeuner ;

3. Goûté léger…

… vous ne devriez pas avoir trop faim à l'heure du dîner ! Et vous laissez Bibounet entretenir seul son bedon.

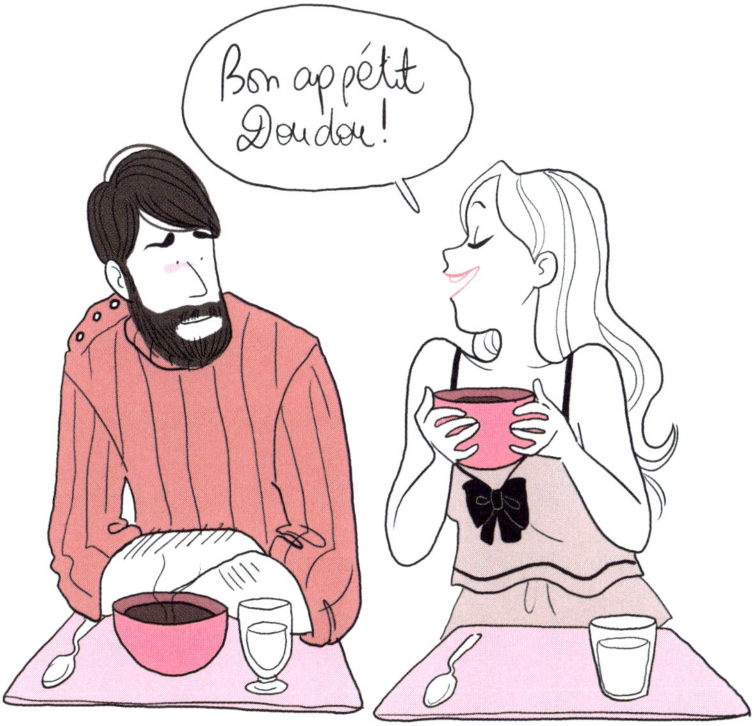

Repas récup'

- Soupe de légumes (sans féculent)
- 120 g de cabillaud (ou de lieu)
- Carottes cuites au cumin
- 1 yaourt nature
- 1 banane

Un délicieux basique pour accompagner un poisson et « compenser » un repas trop copieux

Carottes au cumin

- Épluchez vos carottes, coupez-les en fines rondelles.
- Faites-les cuire 20 minutes dans l'eau bouillante.
- Égouttez-les. Saupoudrez de cumin. C'est prêt !

Je fais mes courses à vélo, et je m'appelle Perrette

! C'est poétique, surtout si je choisis une jolie robe et un grand panier d'osier... et si je pédale 30 minutes, j'élimine 1/8e du camembert que je viens d'acheter chez le crémier, et dont je compte bien me régaler.

Deux exemples de journées menus équilibrés

Menu 1

Petit déjeuner

- 1 œuf à la coque
- 2 tranches de pain en mouillette (50 g)
- 1 yaourt nature ou 1 bol de lait écrémé (200 ml)

Déjeuner

- Asperges ou endives en salade
- 2 cc de vinaigrette allégée

Spaghettis aux fruits de mer

Faire cuire des spaghettis (60 g) selon le mode d'emploi.

Dans une sauteuse, faire suer 1 oignon émincé dans un fond d'eau à couvert.

Ajouter 60 g de moules décoquillées ou 80 g de noix de pétoncles surgelées, 1 petit verre de vin blanc sec et 2 cs de crème fraîche à 5 %.

Verser les spaghettis sur un plat et napper de la sauce.

- 3 cs de fromage blanc à 0 %
- Fruit de saison

Collation

- Yaourt 0 % aux fruits

Dîner

- Betterave rouge, échalote et persil hachés, 1 cc d'huile
- 1 tranche de rôti de veau cuit avec champignons de Paris et tomates (ou coulis nature)
- 1 pomme de terre au four (moyenne)
- Fruit de saison

Menu 2

Petit déjeuner

- 2 portions individuelles de Fromage frais à 0 %
- 1/5 de baguette (50 g)
- 1 verre de jus d'orange 100 % pur jus (200 ml)
- Thé ou café

Déjeuner

- Céleri-rave râpé
- 2 cc de mayonnaise allégée
- Bavette grillée (120 g)
- Endives à l'étuvée, estragon, jus de citron
- 2 cs de purée
- 1 yaourt 0 % vanille

Collation

- Une tranche de pain d'épice, un thé (ou autre boisson non sucrée)
- Ou un fruit

Dîner

- 1 artichaut, vinaigrette avec 1 cc huile
- 1 escalope de poulet grillée
- 6 cs de blé et coulis de tomates nature
- 3 cs de fromage blanc à 0 % ou un yaourt nature
- Fruit de saison

Je l'avoue, je suis balance addict

Je me pèse tous les matins, et je sais parfaitement que c'est idiot, car mon poids varie dans le courant de la journée. Mais comment faire pour me déstresser de la balance ?

- **Enlevez les piles de votre balance, si elle en possède, et replacez-les dans l'appareil seulement une fois par semaine.**
- **Remplacez la balance par un mètre de couturière, ou simplement un jean un peu trop serré : ils sont d'excellents baromètres du poids.**
- **Placez la balance dans un endroit très passant... et pesez-vous uniquement en tenue d'Ève... ça limitera les pesées !**

3 verres de mojito dans la soirée...

! ... c'est comme si j'avais englouti un big mac !

MA BALANCE ET MOI, BONNES RÉSOLUTIONS

....

....

....

....

....

....

....

....

....

On bouge !

Gym : l'enjambée de panière à linge

Votre chéri a mis très vite en pratique cet exercice, et il s'y exerce au quotidien, c'est sans doute pour cette raison qu'il est si beau-bronzé-musclé. C'est à vous ! Il s'agit d'enjamber un tas de linge sale imaginaire (?), ou une flaque d'eau en passant d'une jambe sur l'autre au moins 10 fois.

1. Positionnez-vous bien droite, les deux jambes un peu écartées et parfaitement tendues.
2. Basculez le poids de votre corps sur la jambe de droite, en maintenant votre buste très droit, et vos deux jambes parfaitement tendues.
3. Revenez au centre, en pliant les deux jambes sans faire pencher le buste vers l'avant.
4. Passez le poids de votre corps sur la gauche en tendant parfaitement les deux jambes, puis rebasculez au centre, et ainsi de suite.

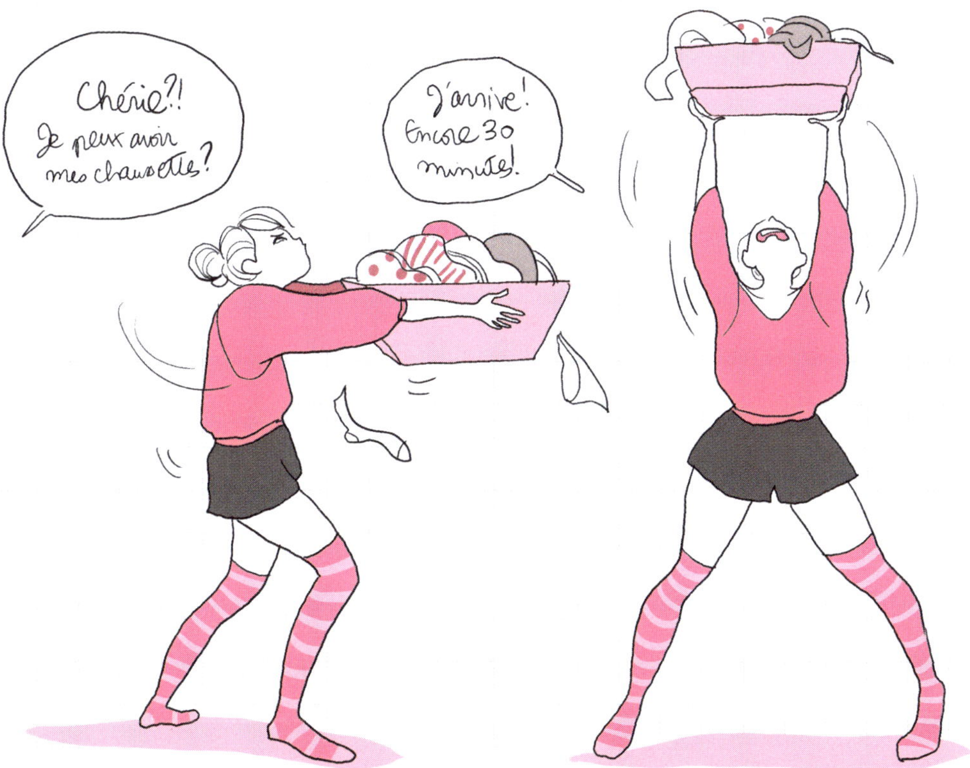
Chérie?! Je peux avoir mes chaussettes?
J'arrive! Encore 30 minutes!

5. ET PUIS D'ABORD, JE MANGE PARCE QUE...

Il existe toujours une bonne raison de tomber dans le pot de Nutella. À moins que ce ne soit dans le berlingot de lait Nestlé ou la tranche intempestive de saucisson... votre bonne raison à vous, c'est laquelle ? Je mange parce que...

Je suis contrariée
J'avais repéré une paire de louboutins en solde au Galeries Lafayette, et une greluche me les a arrachées des mains. De retour chez moi, je croque dans le Crunch. Je viens de m'enquiller 1 heure 30 de file d'attente chez Ikea pour acheter la cuisine de mes rêves, 2 heures de plan virtuel plus tard, la responsable du rayon m'annonce que le modèle que j'ai choisi ne se fait plus... « on l'a pas encore retiré du catalogue » précise-t-elle. C'est quand même une bonne raison ?

Je fais comment pour ne pas craquer ? Je re-la-ti-vise. Je me projette dans dix ans. Franchement, ce placard en mélaminé méritait-il qu'on gâche une journée de sourire ?

Je suis stressée
La coupe est pleine, je n'en peux plus, je vais exploser : un nouveau job, une grève des transports, les tables de multiplications à revoir avec le petit à 20 heures (non mais vraiment, la maîtresse se rend pas compte... la semaine dernière c'était un exposé sur le jubilé de la reine d'Angleterre... j'ai que ça à faire...). Et hop, dès que je peux souffler (à 22 heures), j'embrasse le réfrigérateur.

Je fais comment pour ne pas craquer ? Je ra-len-tis. Ma présentation ne sera pas parfaite demain, le petit n'aura pas le portrait imprimé en couleurs de la reine mère mais seulement en noir et blanc, mais j'aurai eu le temps de prendre un bon bain, avec plein de mousse.

Je suis triiiste
Les informations me donnent le bourdon, les nuages de la Toussaint aussi. Je fais comment pour ne pas pleurer ? Dans un carnet, j'écris chaque jour un petit plaisir vécu dans la journée. Je cherche bien ! Il y en a forcément un...

Foutu pour foutu... je mange
Chaque jour est différent ! Ce n'est pas parce que j'ai eu un petit coup de blues tout à l'heure et que j'ai encore dérobé du Crunch dans le placard, que je dois noyer mon désespoir dans le chocolat. Je dis non au cercle vicieux !

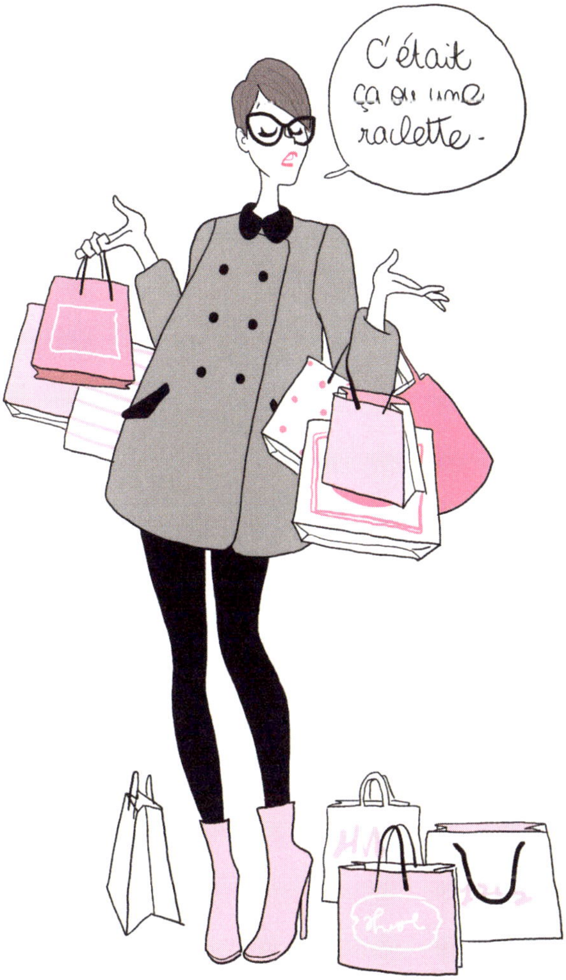

Ma recette doudou
Fruits au caramel salé

Pour 4 personnes
• **Préparation 20 mn**
• **Cuisson 22 mn**

Ingrédients :
- 2 pommes
- 4 figues
- 9 morceaux de sucre
- 1 citron
- 4 cc de beurre demi-sel
- 400 g de fromage blanc à 0%
- 2 sachets de sucre vanillé

Préchauffer le four à 210 °C (th 7). Laver les figues, les couper en deux dans le sens de la hauteur. Éplucher les pommes, les couper en 6 quartiers. Étaler les fruits dans un plat à gratin et enfourner pour 15 minutes. Réserver au chaud.

Mettre les morceaux de sucre dans une petite casserole, mouiller avec le jus de citron et porter à ébullition sur feu moyen. Laisser caraméliser 5 à 8 minutes environ, sans remuer avec une cuillère, mais en bougeant la casserole. Lorsque le caramel est blond foncé, ajouter le beurre hors du feu et mélanger.

Battre le fromage blanc avec le sucre vanillé, le disposer en dôme sur 4 assiettes de service. Garder ensuite les assiettes au frais. Au moment de servir, disposer les fruits chauds autour du fromage blanc et arroser de caramel chaud. Servir immédiatement.

Toute l'Italie dans une barre de chocolat

! Je croque à la va-vite dans une barre chocolatée ? C'est comme si je dégustais une délicieuse portion de pâtes fraîches farfalle. Et si je m'attablais pour me faire vraiment plaisir ?

Portraits : *quelle grignoteuse êtes-vous ?*

Parmi ces différents profils, lequel vous ressemble le plus ?

ET MOI JE SUIS PLUTÔT...

La grignoteuse solitaire

à l'abri des regards et des commentaires, vous ouvrez la porte du réfrigérateur avec la délicatesse d'un cambrioleur professionnel. Ni vu ni connu, vous espacez un peu les parts de gâteau, on n'y verra que du feu.

La solution ? Remplissez votre maison de monde, sortez, allez au cinéma ! Ne restez pas en face à face avec votre cuisine !

La grignoteuse cuisinière

Grand cordon bleu, vous mitonnez de bons petits plats pour toute la famille, et au passage, une petite bouchée deci de-là alourdit déjà vos repas alors que vous n'êtes pas encore passée à table...

La solution ? Cuisinez seulement une à deux fois par semaine, et préparez deux ou trois plats pour les jours à venir. Vous ne serez, ainsi, pas tentée de grignoter tous les soirs.

La grignoteuse du dimanche

Bonne maman réalise de tellement bons petits plats ! Et les salades maison de la kermesse de l'école, c'était délicieux ! Vous avez un peu abusé des saucisses apéritives...

La solution ? Bougez ! Vous adorez être entourée, proposez votre aide pour le stand, la sono. Aidez à débarrasser, faites le tour des convives pour voir si tout va bien, mais tenez-vous à un bon mètre du buffet...

La maman grignoteuse

Vous faites 4 heures avec vos poussins, vous les faites dîner avant et vous terminez le jambon purée, vous avalez le petit morceau de BN restant parce qu'il ne faut pas gâcher...

La solution ? Prévoyez une collation savoureuse mais légère avant de sortir les gâteaux des enfants. Si la tentation du chocolat est trop grande, apportez-leur un goûter sur le chemin de l'école : ils l'auront achevé quand ils seront rentrés. Vous n'aurez pas la barre chocolatée sous le nez : plus facile de résister lorsqu'on marche et qu'on discute.

6. *J'AVOUE : J'AIME LE SUCRE... JE FAIS COMMENT ?*

Imaginez : vous adorez les talons aiguilles, vous en achetez... en moyenne... une paire par... mois, et du jour au lendemain, on vous annonce qu'il va falloir renoncer à ce petit plaisir. Que va-t-il se passer ? Vous allez essayer de ne pas céder à la tentation (surtout si c'est votre banquier qui vous le demande), vous allez relever le challenge pendant quelques semaines en feuilletant le catalogue Scholl, puis, brusquement, alors que votre chéri vient d'oublier l'anniversaire de votre chat, vous craquez et vous achetez 6 paires d'un coup. Eh bien pour le sucre, c'est idem et tout pareil : inutile d'essayer de vous priver totalement, vous vous vengerez un jour ou l'autre.

Je suis une fille raisonnable, mais je ne suis pas une nonne
Saint kinder, priez pour nous... j'avoue, ce n'est pas ma prière du soir. Je ne vois vraiment pas pourquoi je troquerais ce cannelé contre une galette de riz soufflé ultra fade. Je fais la liste de mes petits péchés mignons, et je les répartis raisonnablement dans mes menus, en prenant soin de ritualiser et de sacraliser ce moment délicieux. Je n'ai pas de petit chignon, et je ne lève pas le petit doigt sur la tasse en porcelaine, mais l'heure du thé, c'est sacré, et avec une petite crêpe au sucre, c'est encore meilleur. Alors je la savoure au lieu de m'interdire ce moment de grâce puis de plonger tête baissée dans le pot de Nutella debout dans la cuisine.

J'adore ma belle mère
Ma belle-mère... c'est le bœuf bourguignon, la tarte aux pommes et la promenade du dimanche. Et pourtant elle a pas pris un gramme en 30 ans. C'est pour ça que j'ai

pris exemple sur elle, en modernisant un peu la chose. Pour moi le dimanche, c'est sacré et c'est une fête : c'est poulet rôti tarte aux pommes, et l'amuur sous la couette.

Je sais faire des choix

Au resto, si on me propose entrée plat, ou plat dessert, il m'arrive très souvent d'opter pour plat dessert, mais jamais pour la formule complète. Parce que, entre la charcuterie et la tarte aux fraises, mon choix est fait.
Je préfère la tarte aux fraises.

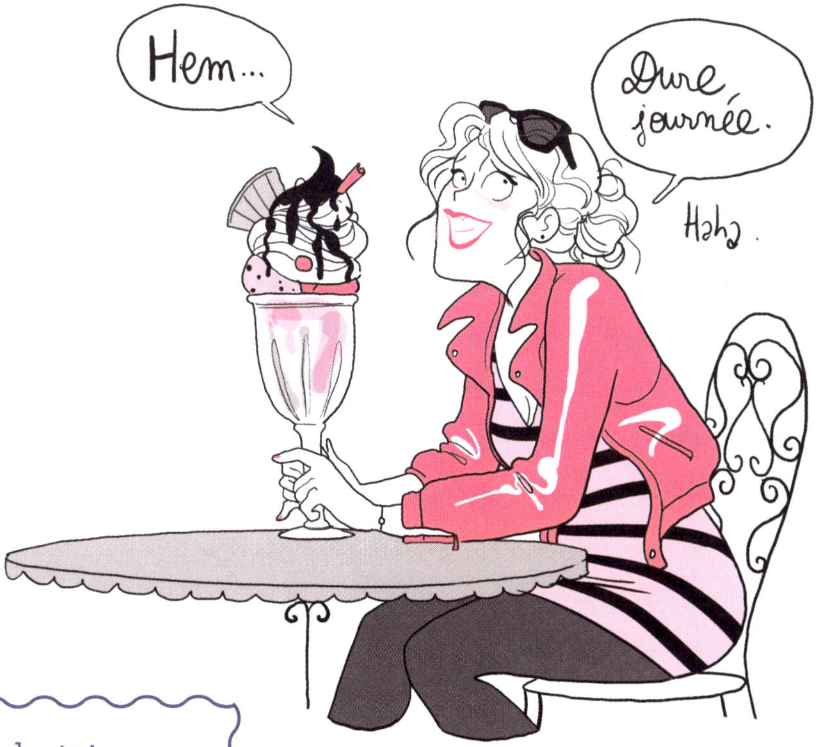

J'ai le droit !

! Une boule de glace ? Pourquoi pas, ce n'est pas plus riche qu'un biscuit sec. Mais on a bien dit une... !

Recettes

Canelés pour becs sucrés

Pour 15 canelés moyens

- **Préparation 15 min**
- **Cuisson 1 h**
- **Repos 48 h**

Ingrédients :

- 500 ml de lait écrémé
- 30 g de beurre à 40%
- 1 gousse de vanille
- 150 g de cassonade
- 100 g de farine
- 2 œufs + 2 jaunes
- 1 cs de rhum
- 1 plaque en silicone pour 15 canelés moyens

Faire bouillir le lait avec le beurre et la gousse de vanille fendue et grattée. Mélanger la cassonade, la farine et les œufs dans un saladier. Ajouter le lait progressivement puis le rhum. Réserver la pâte au frais 48 heures au moins.

Préchauffer le four à 180 °C (th.6). Verser la pâte dans les moules à canelés puis enfourner 1 heure.

Crème au chocolat et spéculoos

Pour 4 personnes

- **Préparation 15 min**
- **Cuisson 11 min**
- **Repos 1 h**

Ingrédients :

- 12 fraises
- 60 g de chocolat noir (3 barres)
- 2 cc de fécule de maïs
- 6 spéculoos (42 grammes)
- 1 sachet de sucre vanillé
- 30 cl de lait écrémé

Couper le chocolat en carrés, les mettre dans un bol avec 10 cl de lait et faire chauffer 1 minute au four à micro-ondes (800 W).
Dans un récipient, délayer la fécule avec le lait froid restant, ajouter le lait chocolaté chaud et mélanger.
Broyer finement les spéculoos, les incorporer ainsi que le sucre vanillé.
Verser la préparation dans une petite casserole à fond épais, faire épaissir à feu doux 10 minutes, sans cesser de remuer avec une spatule.
Répartir la crème au chocolat dans 4 tasses à café en verre. Réserver 1 heure au frais.
Au moment de servir, enfiler 3 fraises sur 4 petites brochettes et poser ces dernières sur les tasses.

Des abdos *en béton*

Afin d'obtenir les plaquettes de chocolat de vos rêves (et pas celles que la marmotte met dans le papier alu), il n'y a pas de secret : il faut de la régularité. Et c'est payant ! Si on se fait une petite série tous les soirs avant de plonger sous la couette, on voit poindre rapidement les fameux abdos. Mais il y a un hic : le mal de dos. Lors des exercices, si vous décollez les reins du sol en cambrant le dos, vous risquez de vous faire très mal. Les deux exercices proposés ci-dessous permettent, grâce à une position des jambes très simple, d'interdire aux lombaires de se déplacer au cours de l'enchaînement.

Couchée dans le foin, une pâquerette entre les dents

1. Allongez-vous sur un tapis ferme et repliez les jambes. Posez une de vos chevilles sur le genou de l'autre jambe.
2. Placez vos bras sous la tête et relevez votre buste en direction de la jambe repliée. Pratiquez 50 abdos, puis changez de jambe, et réalisez à nouveau une série de 50.

La clic-clac attitude

1. Trouvez un clic-clac, un canapé ou un bord de lit. Posez vos jambes dessus, et rapprochez vos fesses du sommier.
2. Repliez vos bras sous la tête et levez le buste. Allez, courage, une petite série de 50 !

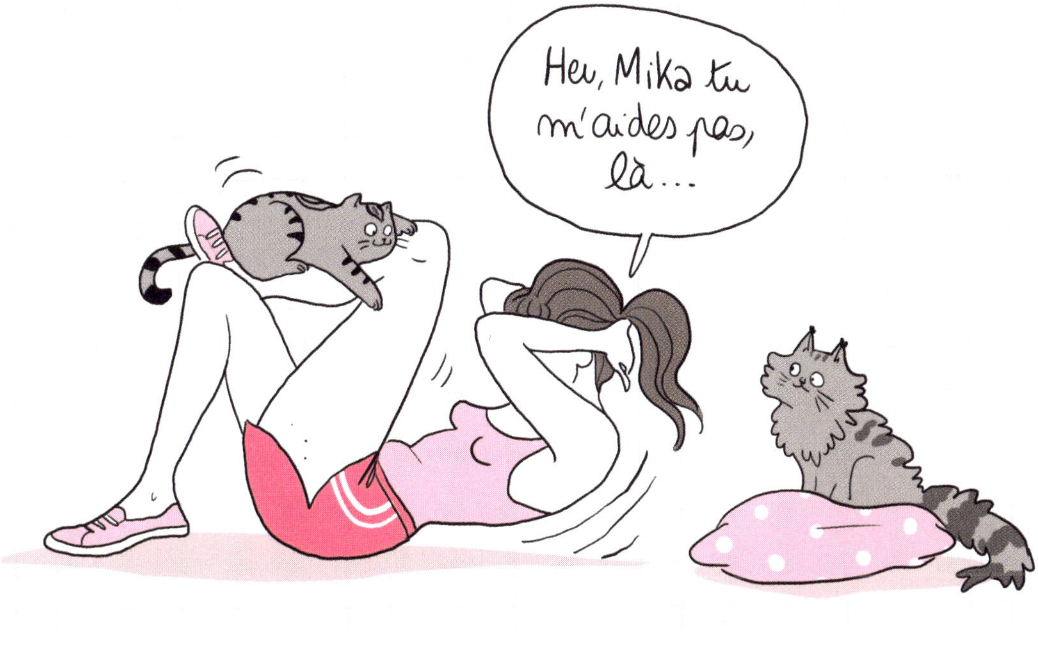

Quiz : *vous vous y connaissez en sucre ?*

Savez-vous traquer le sucre là où on ne l'attendait pas ?

a. Quand c'est gras, c'est forcément moins sucré.

❑ vrai ❑ faux

Réponse

Vrai. En général, l'un est mis pour compenser l'absence de l'autre et inversement. Ce qui ne veux pas dire que vous gagnez au change.

b. Le sirop de sucre inverti, c'est un édulcorant.

❑ vrai ❑ faux

Réponse

Faux. Le sirop de sucre inverti est un sucre modifié chimiquement, mais il s'agit bien de sucre.

c. Le sirop de glucose, c'est un sucre rapide.

❑ vrai ❑ faux

Réponse

Vrai. Le sirop de glucose est très vite assimilé par l'organisme, et il passe rapidement dans le sang.

d. Les pâtes, ce n'est pas sucré.

❑ vrai ❑ faux

Réponse

Faux. Les pâtes contiennent du sucre, mais il s'agit de sucres lents. Ces sucres sont lentement décomposés au cours de la digestion et ils présentent l'avantage de bien « caler ».

e. Le pain blanc fait grossir car il est sucré.

❑ vrai ❑ faux

Réponse

Faux. Le pain blanc de boulangerie n'est pas sucré. En revanche, sa faible teneur en fibres fait qu'il est un peu trop vite digéré. Il cale moins qu'une tranche de pain complet.

f. On appelle « sucres lents » les sucres qui sont assimilés lentement par l'organisme.

❑ vrai ❑ faux

Réponse

Vrai. Les « sucres lents » sont présents dans les féculents, les pommes de terre, le pain, les pâtes, le riz...

g. L'alcool, c'est dangereux pour la santé, mais c'est moins sucré qu'un jus de fruit.

❑ vrai ❑ faux

Réponse

Faux : les alcools sont tous sucrés, et on a tendance à l'oublier. Par exemple, un verre de vin est aussi riche qu'une canette de Coca-Cola.

h. Le sucre donne du tonus.

❑ vrai ❑ faux

Réponse

Faux. Le sucre est un faux ami. Lorsqu'on le consomme, il peut nous donner « la pêche » pendant une heure environ, puis la fatigue revient, plus importante encore.

Recette « sucre »

Tarte fine aux poires

Pour 4 personnes
- **Préparation 10 mn**
- **Cuisson 20 mn**

Ingrédients :
- 3 poires
- le zeste de 1/2 citron
- 300 g de fromage blanc à 0%
- 2 œufs
- 2 cuillères à café de noix de cocos râpée
- 1 cuillère à café d'édulcorant de cuisson en poudre
- quelques feuilles de menthe

Préchauffer le four à 210°C (th.7)

Eplucher et couper les poires en fines lamelles

Les disposer dans un moule de 18 cm de diamètre recouvert d'une feuille de cuisson en les faisant se chevaucher.

Fouetter le fromage blanc avec les œufs, ajouter le zeste râpé et la noix de coco. Verser le tout sur les poires, saupoudrer d'édulcorant et enfourner 20 minutes. Laisser refroidir, démouler, et décorer de feuilles de menthe.

Pour un dessert encore plus gourmand, servir cette tarte avec un coulis de fruits rouges.

MON PROFIL « SUCRE »

- ❑ au top
- ❑ à améliorer
- ❑ tout est à refaire !

7. J'AIME PAS LE SPORT !

J'aime pas transpirer, j'aime pas courir sans but, je cours assez toute la semaine, j'aime pas les vestiaires qui sentent la transpiration, j'aime pas sortir de la piscine avec les cheveux tout trempés qui sentent la javel, j'aime pas pousser des cris en montant sur un marchepied qu'on appelle step... bref, j'aime pas le sport. Je fais comment pour bouger sans m'en apercevoir ?

Je vends ma voiture (ou je perds les clefs du garage)
Mieux : je la prête à mon neveu qui vient d'avoir son permis. Bref, je réapprends à marcher pour aller chercher le pain. Je ne me fais plus livrer de pizza, je vais la chercher moi-même, c'est moins cher, et la deuxième est offerte. Avec le montant des prunes de parking économisé, je m'offre une paire de Louboutins toutes neuves (mais si, c'est un article de sport, je vous assure).

J'achète un vélo (et je pars au marché)
Ah ! Le charme du petit panier d'osier et de la jupe qui volette dans le vent ! Et le petit mot gentil du primeur... C'est tellement plus agréable que de chercher le numéro du code des nectarines sur cette foutue balance du Franprix !

Je porte (enfin) mes Louboutins
Ces chaussures légendaires à la semelle rouge : elles trônent dans mon vestiaire, et je les porte si peu que l'étiquette du prix n'a même pas eu l'occasion de se détacher. Eh bien c'est décidé, je vais les chausser. Me voilà partie chez le dentiste (800 mètres à pied) hissée sur mes sublimes échasses. La vache ! J'ai le mollet qui travaille et le fessier qui durcit ! On vous le dit : 800 mètres en Louboutin, ça vaut au moins 2 km en Scholl, alors surtout, ne vous privez pas !

J'achète un chien (ou un bébé)
Pourquoi ? Parce qu'un chien il faut le sortir et en plus ça perd ses poils. Par conséquent, vous allez bouger. Vous allez marcher au moins trois fois par jour pour le sortir, et vous allez passer deux fois plus l'aspirateur. Pas trop tentée ? Optez pour un bébé (deux, c'est encore mieux), parce qu'un bébé il faut

le sortir, et ça fait des miettes quand ça mange des madeleines. Vous allez beaucoup marcher, et passer deux fois plus l'aspirateur. Motivée ? Adoptez les deux ! Votre activité physique va brusquement être décuplée !

J'investis dans un immeuble haussmannien (ou j'hérite de la maison de grand-maman).
Pourquoi ? Parce que c'est joli : il y a des moulures, des parquets posés en V, et... un magnifique tapis rouge sur les escaliers. Et si en plus vous adorez l'eau à bulles, ne cherchez plus, vous avez trouvé l'Activité Physique qu'il vous faut. Vous alliez le plaisir des yeux, l'esthétisme, l'agréable, au sport quotidien : monter 6 étages sans ascenseur avec vos packs de Badoit au bout des bras.

Je deviens addict à *Mad Men*, *Docteur House* et *Desperate housewives*
Je ne loupe plus un seul épisode ! Mais attention ! Je ne m'avachis plus devant la télé ! (d'ailleurs, c'est impossible puisque mon ado de 16 ans squatte l'intégralité du canapé 6 places). Je m'installe sur le tapis, et je muscle harmonieusement mon fessier tandis qu'Eva Longoria trompe son mari.

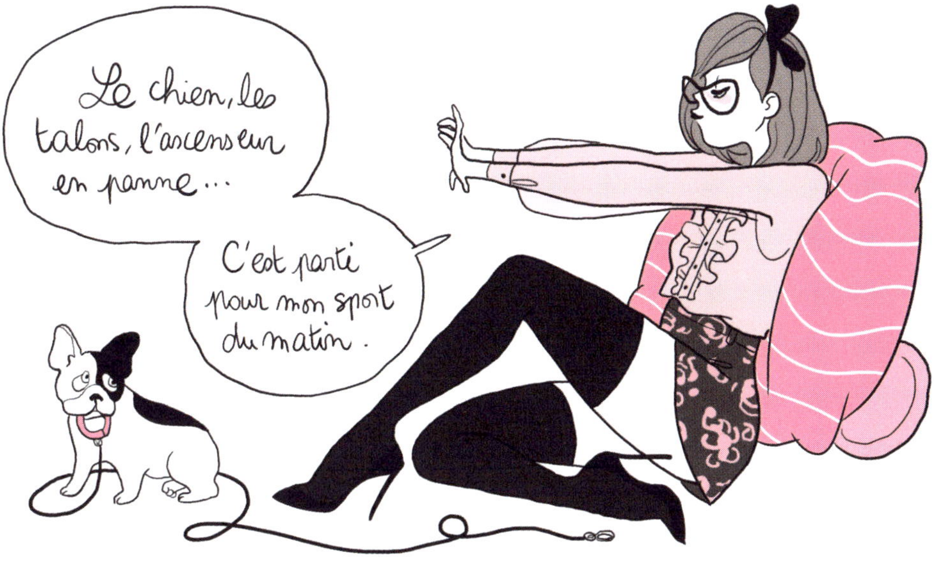
Le chien, les talons, l'ascenseur en panne...
C'est parti pour mon sport du matin.

Recette «je pars faire mon marché»
Minestrone

Pour 6 personnes

- **Préparation 10 min**
- **Cuisson 25 min**

Ingrédients :

- 4 cc d'huile d'olive
- 2 gousses d'ail écrasées
- 1 oignon émincé finement
- 1 carotte assez grosse coupée en rondelles
- 3 branches de céleri coupées en tronçons de 1 cm
- 2 navets moyens coupés en cubes
- 2 grandes boîtes de tomates pelées en conserve
- 2 cs de concentré de tomates
- 75 cl de bouillon de légumes
- 40 cl d'eau
- 180 g de petits macaronis
- 1 grande boîte de haricots blancs en conserve, rincés et égouttés (530g)
- 6 brins de basilic frais ciselés
- 40 g de parmesan râpé

Dans une casserole, mettre l'huile et faire revenir l'ail et l'oignon. Ajouter la carotte, le céleri, les navets et faire cuire 5 minutes en remuant. Ajouter les tomates concassées avec leur jus, le concentré, le bouillon, l'eau et porter à ébullition. Laisser cuire pendant 5 minutes.

Ajouter les pâtes, porter à nouveau à ébullition et faire cuire « al dente ». Ajouter les haricots et maintenir la soupe à feu doux en remuant. Incorporer le basilic. Servir le minestrone dans chaque assiette creuse en présentant le parmesan séparément.

Tistou les pouces verts

! Si je jardine deux heures, je respire, je me détends, et je dépense l'équivalent d'une part de gâteau marbré… miam !

Ma gym *devant Desperate, l'air de rien*

Quelques minutes par-ci, et quelques mouvements par-là, et hop ! je deviens une sportive qui s'ignore !

Pendant le générique : petit échauffement

Le dos parfaitement droit, faites la majorette en suivant le rythme de la musique. Levez les cuisses aussi haut que possible sans pour autant fléchir le genou de la jambe d'appui.

Premier baiser de mon héroïne préférée : les fessiers

Allongez-vous sur le tapis, soulevez puis baissez le fessier à un rythme régulier. Ne vous occupez pas de votre fils qui lève les yeux au ciel en vous voyant faire. Il a bien le caleçon à l'air toute la journée, lui. Répétez 40 fois.

Premier divorce : je regalbe mes bras

Face à votre écran télé, placez vos mains en prière, bien à plat l'une contre l'autre et relevez les coudes comme si vous vouliez presser quelque chose. Cet exercice regalbe les bras et vous fait la poitrine d'Eva Longoria. Répétez 30 fois la pression !

À la pub : je fusèle mes jambes

À quatre pattes sur le tapis, levez une de vos jambes en veillant à ne pas creuser le dos. Rabaissez-la, répétez 20 fois puis passez à l'autre jambe.

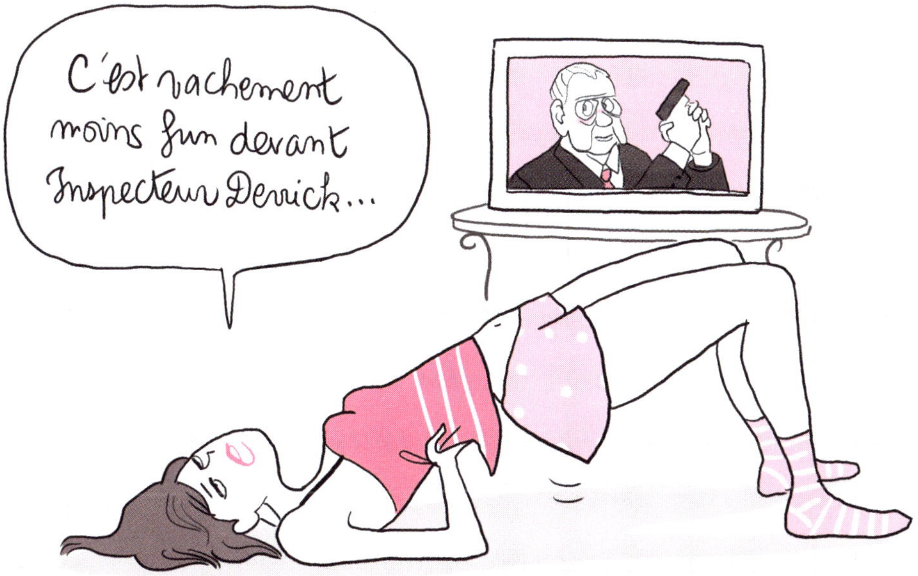

8. *J'AIME LE GRAS !*

Question : qui aime les légumes à l'eau, sans sel et sans poivre ?
Réponse : personne.
Vous êtes donc une fille ultra normale avec un goût ultra simple : vous aimez seulement ce qui a un peu de saveur. Mais de là à ce que ça baigne dans l'huile, il y a un grand pas, et il est tout à fait possible de déguster des aliments savoureux sans les inonder d'huile ou de beurre. Voici quelques astuces.

Invitez Sephora dans votre cuisine
Achetez un vaporisateur ! lorsque vous vaporisez de l'huile d'olive sur votre salade, vous en versez 10 fois moins, mais ça a beaucoup plus de goût car l'huile s'infiltre partout.

Investissez dans une râpe
Râpez tout : le gruyère, le parmesan, le bleu d'auvergne, et déposez sur vos plats la juste dose de fromage.

Misez sur le yaourt
C'est tout simple : remplacez la crème fraîche par un yaourt bulgare. Ajoutez quelques herbes, du cumin, du sel, du poivre, et dégustez vos légumes à la croque en les trempotant dans ledit yaourt.

Laissez le beurre à l'extérieur du réfrigérateur
Quand la motte est dure, on a tendance à en couper de gros blocs. Quand elle est molle, on tranche plus fin et c'est tout aussi bon !

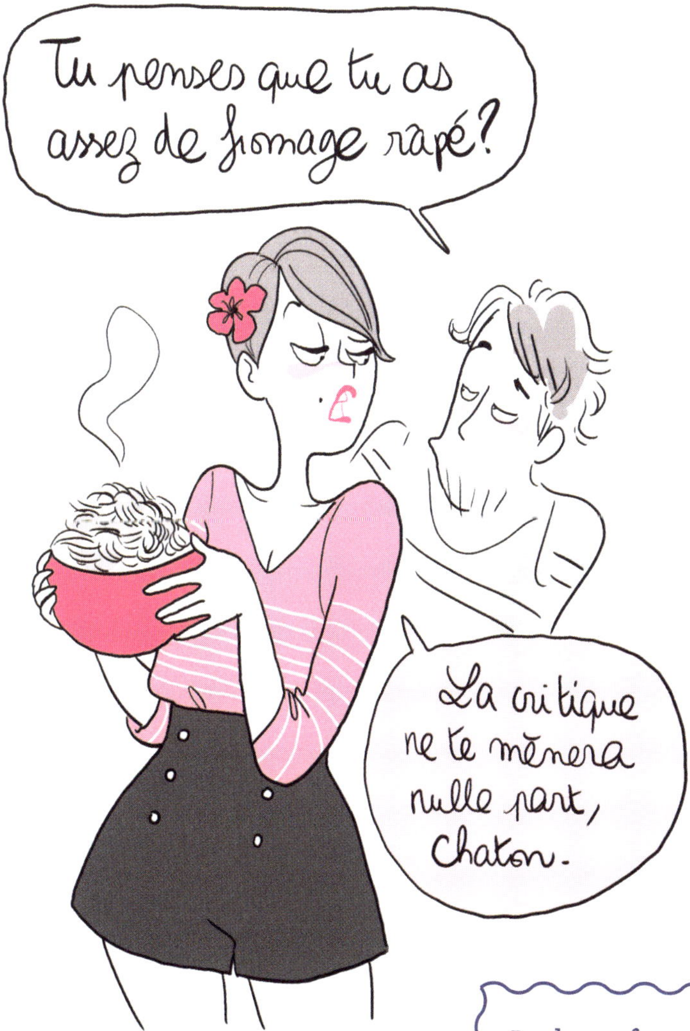
Tu penses que tu as assez de fromage rapé?
La critique ne te mènera nulle part, Chaton.

Le bœuf ou la cuisse ?

! La cuisse ! Saviez-vous qu'une cuisse de dinde, c'est moins riche qu'un steak haché pur bœuf à 5 % de matière grasse ? Et si je préfère décidément le bœuf, je le choisis allégé en graisses, il sera bien meilleur pour ma ligne et ma santé !

Frites Weight Watchers®

Pour 4 personnes
- **Préparation 10 min**
- **Cuisson 20 min**

Ingrédients :
- 800 g de pommes de terre
- 1 CS d'huile de tournesol
- 1 cc de paprika
- Sel

Préchauffer le four à 240 °C (th.8). Peler et rincer les pommes de terre. Les détailler en allumettes d'un centimètre d'épaisseur. Les mettre dans un plat.

Ajouter l'huile et le paprika sur les frites. Bien mélanger à la spatule ou avec les mains pour répartir la matière grasse. Étaler les frites sur une lèchefrite antiadhésive ou recouverte d'une feuille de cuisson. Enfourner 20 minutes en prenant soin de les retourner à mi-cuisson et de les saler.

Gratin d'aubergines-tomates-mozzarella

Pour 4 personnes
- **Préparation 40 mn**
- **Repos 1 heure**
- **Cuisson 1 heure**

Ingrédients :
- 450 g de blancs de dinde hachée
- 650 g d'aubergines
- 1 oignon
- 2 gousses d'ail
- 1 cuillère à soupe de persil
- 5 cuillères à soupe de basilic haché
- cerfeuil
- 125 g de mozzarella allégée
- 400 g de tomates pelées en boîte
- 2 cuillères à soupe d'huile d'olive
- 200 ml de vin rouge
- 140 g de macaronis
- sel, poivre

Peler les aubergines, les couper en deux dans le sens de la longueur puis en fines rondelles. Les saupoudrer de sel et les laisser dégorger dans une passoire pendant 1 heure puis les rincer et les sécher avec du papier absorbant. Préchauffer le four à 200 °C (th. 6-7).

Faire chauffer la moitié de l'huile d'olive et y faire revenir les aubergines pendant 10 minutes. Les déposer sur du papier absorbant. Ajouter le reste d'huile dans la poële et faire revenir la dinde hachée jusqu'à ce qu'elle soit cuite. Assaisonner, ajouter l'oignon et l'ail pelés et hachés, les tomates et le mélange d'herbes. Verser le vin, porter à ébullition. Rectifier l'assaisonnement si nécessaire. Baisser le feu et laisser réduire 15 minutes. Faire cuire les macaronis puis les égoutter.

Garnir le fond d'un plat à gratin avec une couche de préparation à la tomate. Recouvrir avecla moitié des aubergines, des pâtes et du basilic. Ajouter la mozzarella coupée en tranches. Renouveler l'opération en terminant par les aubergines. Faire cuire 30 minutes à four chaud. Servir dans le plat de cuisson.

Accompagner d'une salade de mesclun.

Quiz : *100 % matières grasses*

Vous vous y connaissez en graisses hydrogénées, animales, végétales ? Pas trop ? Testez votre niveau en lipides !

a. Pour garder la ligne et manger équilibré, il faut avant tout éliminer les graisses de notre alimentation.

❑ vrai ❑ faux

Réponse

Faux. Les lipides participent à la construction de nos cellules et de nos tissus. Pour manger équilibré, les lipides sont tout aussi importants que les protéines ou les glucides, il faut simplement les consommer en quantité raisonnable.

b. Les graisses saturées ou insaturées ne sont pas bonnes pour la santé.

❑ vrai ❑ faux

Réponse

Faux. Il existe une différence entre les deux : pour faire simple, les graisses saturées se trouvent principalement dans les graisses cuites et animales. Celles-ci contribuent à augmenter notre taux de cholestérol. Les graisses insaturées sont présentes dans les graisses crues (huiles vierges de première pression à froid, poissons crus) et elles sont meilleures pour notre santé.

c. Les graisses hydrogénées sont des huiles modifiées chimiquement.

❑ vrai ❑ faux

Réponse

Vrai : les huiles hydrogénées sont modifiées grâce à de l'hydrogène. Elles sont plus stables et se conservent mieux. Elles ne sont excellentes ni pour notre santé, ni pour notre ligne, et on en trouve beaucoup dans les biscuits et les plats tout prêts.

d. Les oméga-3 contribuent à faire baisser notre taux de cholestérol.

❑ vrai ❑ faux

Réponse

Vrai !

e. Beurre cru ou beurre cuit, même combat : c'est gras !

❑ vrai ❑ faux

Réponse

Faux. Le beurre cru contient des vitamines, tandis que le beurre cuit se modifie en graisses saturées, les vitamines s'envolent... bref, préférez le beurre frais ! L'apport calorique reste le même.

f. Les oméga-3, ce sont les meilleurs pour ma santé !

❑ vrai ❑ faux

Réponse

Vrai et faux : c'est l'équilibre entre les oméga-3/6/9 qui est bon pour notre santé. Malheureusement, dans notre alimentation actuelle, nous manquons parfois d'oméga-3 car nous consommons très peu d'huiles vierges de première pression à froid ou de poisson cru.

g. Pour manger léger, il est important de suivre les allégations « allégé en matières grasses » sur les emballages.

❑ vrai ❑ faux

Réponse

Faux. Ne vous fiez qu'à la liste des ingrédients. Un produit allégé en graisses peut être enrichi en sucres, et réciproquement.

9. CRIC, CRAC, CROC, C'EST TERRIBLE, JE GRIGNOTE

J'ai tout essayé, c'est plus fort que moi, je grignote. Mettons en place une stratégie qui ne laisse pas de place au Rocher Suchard®!

Je vide totalement mes placards

Inutile d'essayer de résister au chocolat si j'adore ça et que j'en trouve sous mon nez à chaque fois que j'ouvre mon placard pour prendre le paquet de nouilles. Mieux vaut s'autoriser à en acheter une petite quantité une fois par semaine, et ne pas en stocker.

Je me brosse les dents après chaque repas

Mon biscuit à la noix de coco n'aura tout de suite pas du tout la même saveur. Et puis, c'est psychologique : si j'ai les dents propres, je ne vais pas avoir envie de les salir. Le brossage de dents marque la fin de mon repas.

Un creux dans ma journée ? Je pars me balader

Je ne reste pas désœuvrée à tourner dans la cuisine. L'ennui pousse très souvent à grignoter.

Je sors le grand jeu

Jadis, il était parfaitement impoli de manger dans la rue, ou debout, ou encore sans assiette, sans fourchette et sans couteau. Je deviens comme Nadine de Rothschild et je ne mange rien, sinon dans une vaisselle en porcelaine. On a bien dit « rien » : vous avez déjà vu Nadine faire des bulles avec son chewing-gum ? Non ? Alors !

Je bouge une fois par semaine !

! 40 minutes de fitness, et hop, j'ai dépensé l'équivalent d'un pain au chocolat !

Recettes « spécial collation »

Croque-nous-deux

Pour 2 personnes

- **Préparation 10 mn**
- **Cuisson 20 mn**

Ingrédients :

- 4 cc de moutarde
- 1 cs de fromage blanc nature 0%
- 1/2 cs de gruyère râpé allégé
- 1 pincée de muscade en poudre
- 4 tranches de pain de mie
- 80 g de jambon blanc dégraissé
- 4 rondelles de tomate
- Sel, poivre

Tartiner la moutarde sur les tranches de pain et sur un seul côté. Mélanger le fromage blanc avec le gruyère râpé et la muscade. Saler, poivrer. Répartir ce mélange sur le côté moutarde de 2 tranches de pain de mie. Poser le jambon puis 2 rondelles de tomate. Refermer avec une seconde tranche, côté moutarde vers l'intérieur.

Faire cuire dans l'appareil à croque-monsieur ou sur la plaque du four, pendant 20 minutes à 200 °C (th.6/7), en prenant soin de disposer une feuille de cuisson sur le dessus des 2 croques pour éviter le dessèchement.

Œufs cocotte, ail et fines herbes

Pour 2 personnes

- **Préparation 5 mn**
- **Cuisson 8 mn**

Ingrédients :

- 8 cuillères à café de crème fraîche 4%
- 2 portions de fromage frais allégé ail et fines herbes
- 2 œufs
- sel, poivre

Préchauffer le four à 180°C (th. 6).

Dans 2 ramequins, répartir la crème fraîche et le fromage. Mélanger l'ensemble. Casser un œuf dessus. Saler et poivrer.

Cuire 8 minutes au four. Arrêter la cuisson dès que le blanc d'œuf est cuit et le jaune encore liquide.

Accompagner de quelques mouillettes de pain.

Mon carnet alimentaire

Je note ici tout ce que j'ai mangé dans la semaine, et je n'oublie pas les petites bouchées prises de-ci de-là ! Le fait de noter ce que je mange va me permettre d'éviter de grignoter.

LUNDI

Petit déjeuner

....

....

Déjeuner

....

....

Ma collation

....

....

Mon dîner

....

....

Mes grignotages

....

....

MARDI

Petit déjeuner

....

....

Déjeuner

....

....

Ma collation

....

....

Mon dîner

....

....

Mes grignotages

....

....

MERCREDI

Petit déjeuner

....

....

Déjeuner

....

....

Ma collation

....

....

Mon dîner

....

....

Mes grignotages

....

....

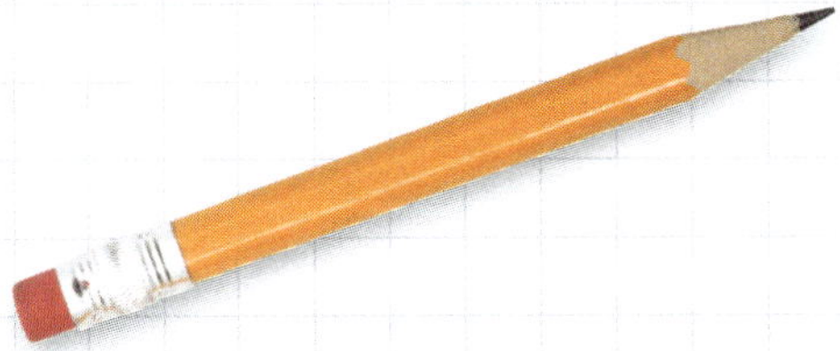

JEUDI

Petit déjeuner

Déjeuner

Ma collation

Mon dîner

Mes grignotages

VENDREDI

Petit déjeuner

Déjeuner

Ma collation

Mon dîner

Mes grignotages

SAMEDI

Petit déjeuner

Déjeuner

Ma collation

Mon dîner

Mes grignotages

DIMANCHE

Petit déjeuner

Déjeuner

Ma collation

Mon dîner

Mes grignotages

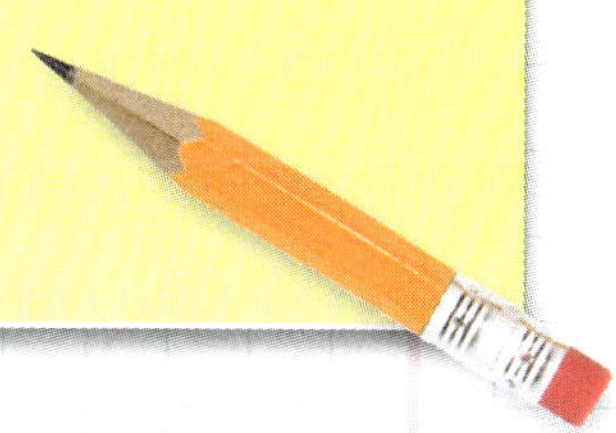

10. *J'AIME L'APÉRO, LES BARBEUCS ET LES BUFFETS !*

Chouette ! Un apéro ! Tandis que le rosé coule à flot, les cacahuètes passent de main en main et les brochettes rôtissent sur le barbeuc' Comment faire les bons choix pour éviter d'alourdir sa portion du jour ?

En boisson, je préfère :

- L'eau à bulles ;
- Le jus de tomates ;
- Pour le rosé, je me fixe une limite : un verre, ce sera parfait.

Sur le buffet, je préfère :

- Les légumes à la croque ;
- Les tomates cerises ;
- Les canapés de pain ou le pain surprise ;
- Pour les petits fours, un et puis c'est tout !

Pour le barbuc', je préfère :

- Les brochettes de poisson ;
- Les escalopes de poulet ;
- J'évite : les saucisses, les merguez, les travers de porc.

Pour les sauces, je préfère :

- Les sauces au yaourt avec quelques épices si je peux les préparer moi-même parce que j'invite ou que j'apporte quelque chose ;
- Sinon, je demande l'huile et le vinaigre, et je compose moi-même un petit assaisonnement léger.

Au dessert, je préfère :

- La grande corbeille de fruits frais ;
- Un sorbet plutôt qu'un bananasplit ;
- Un thé ou un café sans sucre plutôt qu'un Ice tea ou un Coca.

Recette
Abricots farcis au chèvre

Préparation 10 mn
• **Cuisson 4 mn**

Ingrédients :
- 4 abricots bien mûrs mais fermes
- 120 g de fromage de chèvre frais allégé
- 2 cc d'huile d'olive
- 8 brins de romarin
- Poivre

Préchauffer le four, position gril. Couper les abricots en deux, les dénoyauter. Mettre une grosse cuillerée de fromage de chèvre frais au creux de chaque oreillon d'abricot. Arroser de quelques gouttes d'huile d'olive, donner un tour de moulin de poivre et disposer un petit brin de romarin.

Disposer les abricots sur une plaque recouverte d'une feuille de papier aluminium et enfourner 4 minutes.

Apéro : *astuces pour ne pas (trop) me laisser tenter*

Je sais que c'est pas bon pour ma ligne, mais c'est plus fort que moi, je plonge dans le saladier rempli de chips... Pour résister et rester raisonnable, je fais comment ?

Qu'est-ce que je suis bavarde !

Je parle, je papote, je passe d'une personne à l'autre, c'est fou le monde qu'il y a ! Tiens, j'en ai oublié de m'approcher du buffet.

Je porte un chemisier blanc immaculé

Et avec de la dentelle, en plus. Alors, les petits fours dégoulinants, très peu pour moi, je préfère les carottes à la croque, pour éviter la tache qui tue.

Je porte mon subliime rouge à lèvre Chanel

Il est beau, il est léger, il est naturel. Seulement voilà : si je grignote toute la soirée, il va s'effacer à force de m'essuyer la bouche. Ça serait trop dommage.

Je fais comme dans les Feux de l'Amour

Dans les feux de l'amour, il y a beaucoup de scènes de cocktail. Les héroïnes ont toujours leur verre plein à ras bord, et elles ne le boivent jamais. Normal : le feuilleton fétiche de ma grand-mère existe depuis 1973, et on tourne un épisode par jour. Si les actrices vidaient leur verre, elles auraient bu en tout 14 235 cocktails... donc je fais comme elles, comme ça je suis sûre qu'on ne me le remplira pas de nouveau.

Je mange avant d'arriver

Un œuf dur, quelques crudités, une galette de riz soufflé, je pense à caler un peu mon estomac avant l'apéro. S'il y a beaucoup de monde, ça va durer longtemps, et plus j'attendrai, plus j'aurai faim, plus je craquerai sur la cacahuète volante et circulante.

11. *J'AIME LES SORTIES ET LES RESTOS*

Ce n'est pas un drame ! Modifier sa façon de se nourrir, entamer un programme alimentaire, cela ne signifie en aucun cas entrer au couvent et passer toutes ses soirées avec Jean-Pierre Pernaut !

J'évite :

- L'apéro offert par le restaurant : je donne mon verre à mon voisin, ou je décline tout simplement.
- La corbeille de pain : surtout si le service est un peu long ;
- Les viandes en sauce ;
- Les beignets de poulet, le poisson pané ;
- Les sauces de grandes salades composées : je la demande à part afin de pouvoir doser.

Je pense à :

- Boire beaucoup d'eau : je commande une bonne bouteille d'eau minérale ;
- Choisir un thé ou un café en guise de dessert afin de ne pas regarder les autres se régaler sans rien faire. Je peux aussi opter pour une boule de sorbet si j'ai trop envie d'une note sucrée en fin de repas ;
- Je pense aussi à manger lentement, je prends mon temps, je pose mes couverts pour parler et écouter ce que les autres ont à dire.

Quiz : *savez-vous déjouer les pièges des restos ?*

Il est possible de manger léger au restaurant, en déjouant les pièges de la carte !

a. Pizza paysanne, ou Margherita, même combat : les pizzas sont toutes aussi riches !

❑ vrai ❑ faux

Réponse

Faux. Une pizza paysanne du type « lardons fromage crème » peut être deux fois plus riche qu'une pizza tomate mozzarella.

b. Le canard laqué, c'est moins riche que des nouilles sautées aux crevettes.

❑ vrai ❑ faux

Réponse

Vrai : c'est environ deux fois moins riche.

c. Au restaurant marocain, une pastilla peut composer mon entrée.

❑ vrai ❑ faux

Réponse

Faux. La pastilla est un plat très riche. Si vous l'adorez, choisissez-la en plat principal.

d. Les moules, c'est riche. Gare aux kilos !

❑ vrai ❑ faux

Réponse

Faux. Si vous optez pour des moules nature dans un restaurant belge, cela constitue un plat principal savoureux et léger.

e. Je peux opter pour une moussaka, ce sont des légumes, c'est léger.

❑ vrai ❑ faux

Réponse

Faux. La moussaka est un plat riche en graisses. Préférez une salade grecque !

f. Si je dîne « indien », ce sera kilos en trop à gogo, parce que toutes leurs recettes sont à base de crème.

❑ vrai ❑ faux

Réponse

Vrai et faux. Dans les restaurants indiens, les viandes sont effectivement proposées en sauce. Mais il existe des préparations à base de lait de coco qui sont beaucoup plus légères.

g. Les couscous et tajines les plus légers sont ceux aux légumes.

❑ vrai ❑ faux

Réponse

Vrai. Mais vous pouvez également choisir un couscous poisson ou un tajine poisson afin de profiter d'un plat équilibré en protéines.

Menu préféré de 4 restaurants

Dans un restaurant FRANÇAIS

- 6 huîtres
- Daurade grillée
- Riz
- Légumes assaisonnés
- Citron givré

Ou

- Salade ou crudités assaisonnées
- Bavette grillée
- Pomme de terre au four
  + 2 cuillérées à café de sauce
- Boule de sorbet ou salade de fruits

Dans un restaurant ITALIEN

- Salade caprese
- Pâtes all'arrabiata
- Salade de fruits frais

... et pour les accros de la pizza :

Choisir la Campione (viande de bœuf hachée), jambon de parme, Reine ou Margherita.

Dans un restaurant *JAPONAIS*

Quel restau choisir ?
Et que choisir au resto ?

Le restaurant japonais permet de composer un menu léger qui cale bien car les menus proposés sont généralement composés d'une soupe, de chou, de riz non assaisonné. Préférez les sushis aux brochettes. Et en plus, les desserts n'étant pas toujours extraordinaires, on n'est pas tenté par la tarte Tatin maison !

Et pour se réchauffer et bien se caler, un petit thé verre vous permettra de faire le plein en antioxydants !

Vive le Japon !

! Si je mange 7 sushis, c'est moitié moins riche qu'un gratin dauphinois.

Dans un restaurant *CHINOIS*

- Canard laqué
- Riz nature
- Litchis au sirop ou mangue fraîche

12. *J'AVOUE... J'AIME LE DÉJEUNER DU DIMANCHE*

Et j'adore même ma belle-mère, surtout lorsqu'elle nous mitonne son fameux fondant au chocolat. Ça change de la recette de mon grand ami M. Picard. Le souci, c'est que je me régale tellement chez belle-maman que... mes bonnes résolutions s'envolent très très vite. Alors, je fais comment pour de pas devenir une baleine à cause de belle-maman ?

Je ne m'interdis rien... sauf...

J'ai droit à tout, mais à un petit détail près : je ne me ressers pas. Je prends une portion de chaque plat, et c'est tout. Je mange lentement, pour savourer ce délicieux fondant.

Si c'est moi qui reçois, je soigne la présentation

Nappe de couleur, jolies assiettes, mais menu léger. Et, pour combler les appétits de chacun (parce que bon-papa n'est pas le dernier pour reprendre une deuxième cuisse de poulet), je propose une multitude de petits plats, servis dans une multitude de petites assiettes. Eux mangeront comme ils le souhaitent, et moi aussi.

Je fais l'impasse sur l'apéro

Avant de passer à table, belle-maman a disposé de petits amuse-gueules sur la table basse du salon. C'est le moment de prendre son petit dernier sur les genoux pour un gros câlin, ou de raconter le spectacle de fin d'année du second avec de très nombreux épisodes et rebondissements.

J'évite de raconter à Tatie et bon-papa que je fais « attention »

C'est le meilleur moyen pour qu'ils aient l'œil rivé sur votre assiette en permanence. C'est un peu comme lorsqu'on essaie d'arrêter de fumer : il y a toujours quelqu'un de faussement charitable pour vous dire : « allez, c'est la fête, tu peux bien en griller une… ce que t'es devenue triste ! »

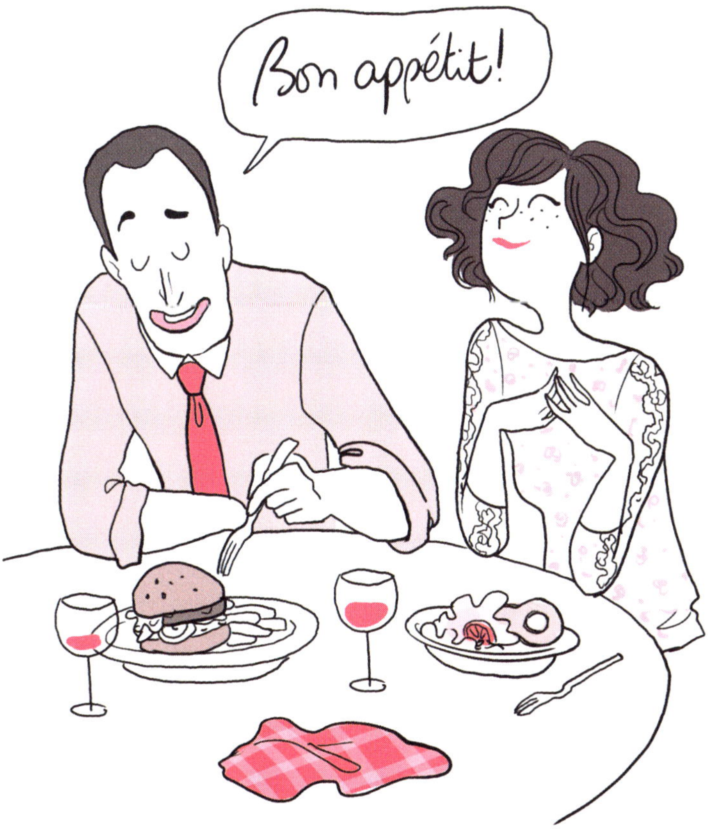

Je monte et je descends

! Pour éliminer une poignée de cacahuètes, il vous faudra faire 10 minutes de step… ou monter et descendre les escaliers de votre immeuble en aidant la petite dame du 6e à porter ses courses. Oui mais… elle est vraiment trop bavarde depuis l'enterrement de son chat ? Bon, d'accord, alors on s'inscrit au step …

Daube aux pruneaux

Pour 8 personnes

• Préparation 20 mn

• Cuisson 34 mn

Ingrédients :

- 1 kg de carottes
- 4 échalotes
- 4 gousses d'ail
- 3 cc d'huile d'olive
- 1,2 kg de tende de tranche (bœuf) coupée en gros cubes
- 30 g de lardons maigres
- 1 cc de fond de veau
- 50 cl de vin blanc sec
- 1 boîte de pulpe de tomates en dés (200 g)
- 1 bouquet garni (thym, laurier)
- 150 g de pruneaux
- Sel, poivre

Peler et couper en rondelles les carottes, peler et émincer l'échalote, peler les gousses d'ail.

Faire chauffer l'huile dans un autocuiseur, y faire revenir les cubes de viande avec les lardons et l'échalote pendant 3 minutes tout en remuant. Saupoudrer le fond de veau et continuer de mélanger pendant 1 minute. Verser le vin blanc et donner un bouillon, ajouter les dés de tomates, les carottes et l'ail, saler et poivrer et recouvrir d'eau à hauteur de la préparation. Ajouter le bouquet garni.

Fermer hermétiquement et faire cuire 25 minutes à partir de la mise en rotation de la soupape, à feux doux. Hors du feu, laisser tiédir un peu. Enlever le bouquet garni et ajouter les pruneaux. Faire cuire 5 minutes à feu doux et à découvert.

CCFR : *la choco-charcuterie-fromagerie résistance*

Vous reprendrez bien un peu de fromage ?

Ci-dessous, testez votre CCFR : Choco-Charcuterie-Fromagerie-Résistance face aux sollicitations extérieures.

1. Bonne-maman apporte toute fière son fameux gratin dauphinois sur la table.

a. Vous la félicitez chaleureusement, et vous tendez en premier votre assiette.

b. Vous la félicitez chaleureusement, mais vous tendez en dernier votre assiette.

2. Vous ne voulez pas prendre de fromage, car vous préférez réserver un peu de place pour le dessert.

a. Vous expliquez votre stratégie digestive...

b. Vous expliquez que vous ne digérez pas trop le fromage.

3. Chouette ! J'adore le tiramisu !

a. Je tends mon assiette en demandant à la maîtresse de maison d'avoir la main légère.

b. Je me sers moi-même.

1. Le piège de la réponse b :
Si vous tendez aussitôt votre assiette, le plat sera très plein, et bonne-maman très fière. Elle vous servira donc abondamment, et vous aurez tout le temps de vider votre assiette avant les autres, surtout si elle vous invite à y goûter avant les autres. Laissez l'oncle Jacques se servir... votre portion sera plus légère, et, au moment de la seconde tournée, vous n'aurez toujours pas fini la première !

2. Le piège de la réponse a :
On va vous répondre : « allez, juste un petit bout, pour le goûter !! » « faut pas chipoter ! » Mais si vous invoquez les dieux de la digestion et de la médecine, alors là, miracle, on vous laisse tranquille.

3. Le piège de la réponse a :
Vous allez vous attirer des commentaires du type : « allez, une fois en passant, tu peux bien manger un peu plus ! » Et hop, votre hôtesse va vous en rajouter une louche... si vous vous servez vous-même, vous pouvez doser discrètement, et personne ne vous fera de remarque. Comme dire non aux sollicitations.

13. *J'EN AI MARRE, J'ABANDONNE ?*

Surtout pas !! Il est normal de se sentir découragée par moments car le fait de modifier sa façon de se nourrir modifie aussi vos habitudes au quotidien, et vous rêvez parfois de chausser à nouveau les bonnes vieilles charentaises de votre vie d'avant. Voici quelques astuces pour repartir d'un bon pied.

Je dis au revoir à ma balance
Je ne lui dis pas adieu : je lui explique simplement qu'entre elle et moi, notre histoire est beaucoup trop fusionnelle et qu'à la regarder dans le blanc des yeux (ou plutôt des aiguilles), je commence à me lasser. Je fais donc une pause. Ainsi, je ne serai plus déprimée si le chiffre de mes rêves ne s'affiche pas au rythme de mes rêves.

Je me fais plaisir
Je m'offre une petite séance de shopping et je craque pour le jean de mes rêves, histoire de donner une valeur bien concrète aux kilos déjà perdus.

J'appelle une copine
Pour discuter, pour parler de mon passage à vide. Je peux aussi me rendre à une réunion Weight Watchers® afin de partager mes doutes avec d'autres personnes qui se posent les mêmes questions que moi.
Je sentirai ainsi que ces questions ne sont ni stupides ni anodines, elles font simplement partie de mon avancée dans le programme alimentaire.

Je dresse une jolie table
Belle nappe, dîner aux chandelles, je modifie totalement le lieu où je prends

mes repas afin que celui-ci prenne un air de fête. J'invite à ma table des légumes colorés et des fruits bien mûrs afin d'apporter une touche vitaminée à mon dîner.

Je me change les idées
Je ne reste pas chez moi à broyer du noir. Je sors faire une belle balade, je file à la première séance de cinéma, ou je passe à l'improviste voir une amie. Bref, j'évite la canapé-jogging-télé attitude.

Recettes « réconfort »

Boulettes de bœuf à la menthe

Pour 16 boulettes

- **Préparation 15 mn**
- **Cuisson 10 mn**

Ingrédients :

- 400 g de steak haché de bœuf à 5% de matière grasse
- 1 oignon
- 1 gousse d'ail
- 1 cuillère à soupe de menthe ciselée
- 6 feuilles de menthe
- 2 cuillères à soupe de farine tamisée (40 g)
- 1 cuillère à café d'huile d'olive
- sel, poivre du moulin
- 50 g de pain rassis

Dans un saladier, mouiller le pain avec un peu d'eau.

Éplucher l'oignon et l'ail puis les mixer. Les ajouter au pain avec la viande, le persil, la menthe, du sel et du poivre puis bien mélanger. Former 16 petites boulettes et les rouler dans la farine.

Chauffer une poêle antiadhésive. Faire revenir les boulettes dans l'huile d'olive en les retournant régulièrement pour qu'elles dorent. Les présenter dans un plat creux. Piquer un petit pic en bois dans chacune.

Servir avec un bol de riz blanc et quelques feuilles de menthe.

Recette « réconfort »
Cookies au cœur fondant

Pour 20 cookies

- **Préparation 5 mn**
- **Cuisson 4 mn**

Ingrédients :

- 15 g de matière grasse à 40%
- 1 œuf
- 60 g de chocolat
- 10 g de sucre
- 10 g de farine

Préchauffer le four à 240°C (th.8).

Mettre lamatière grasse dans un plat adapté au four à micro-ondes. Casser le chocolat par-dessus et passer au four à micro-ondes pendant 40 secondes. Mélanger.

Battre l'œuf avec le sucre, ajouter le chocolat fondu, la farine, et mélanger de nouveau. Verser la préparation dans de petits moules et faire cuire 4 minutes dans un four traditionnel.

1 part correspond à 1 cookie.

Un petit verre de rouge ?

! Ce sera mon plaisir du soir. Mais d'abord, je vais aller me promener une heure afin d'équilibrer mon repas.

Mon sport *au Prisunic®*

Question : à quoi remarque-t-on une danseuse dans la rue ? Réponse : à son port de tête. Même en poussant son chariot au Prisunic, elle a toujours l'air de rencontrer la reine d'Angleterre. Et du coup, sa silhouette paraît à la fois plus fine et plus jeune. Un petit peu de sport à la caisse du supermarché peut vous permettre d'acquérir la grâce de la danseuse et la légèreté de la gazelle… entre deux packs de lait… si si…

1. Dans la file d'attente, maintenez le chariot avec les deux mains. Commencez par voûter les épaules et le dos en relâchant totalement le bassin.

2. Redressez-vous en imaginant qu'une personne vous appuie sur les épaules tandis qu'une autre étire votre cou vers le ciel. Veillez à basculer le bassin vers l'avant en tendant les jambes de façon à rentrer les fesses. Ainsi, votre colonne sera parfaitement droite.

3. Tenez la position jusqu'au paiement carte bleue de la très vieille dame qui vous précède dans la file d'attente (autrement dit : conservez la position le plus longtemps possible, ça risque de prendre du temps…), puis relâchez votre dos. Reprenez avec la cliente suivante. Pour un dos en béton, faites vos courses le samedi à 15 heures ou tous les soirs à 18 heures 30.

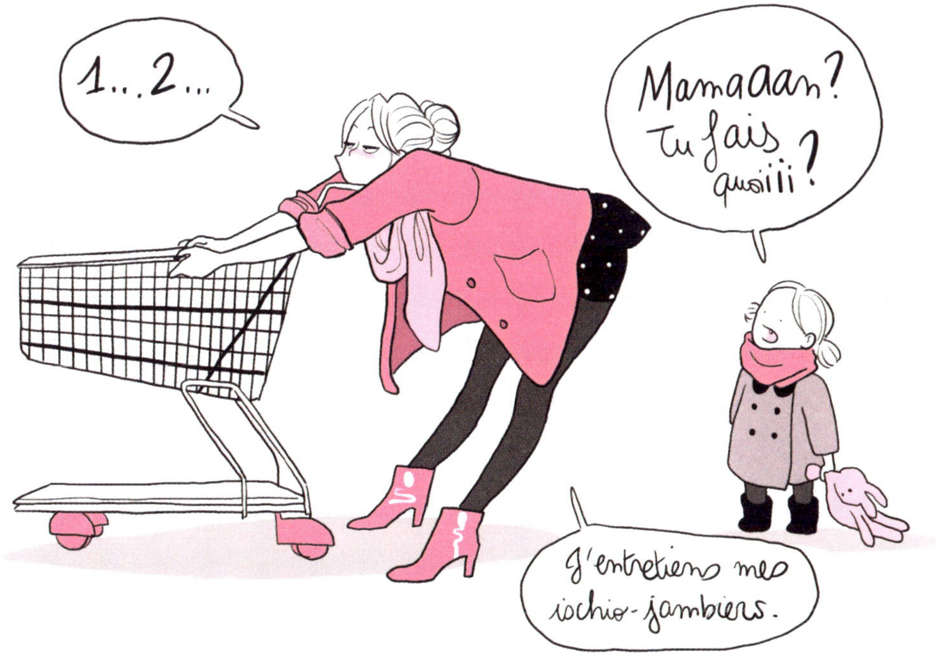

14. *JE SUIS TOMBÉE DANS LE CERCLE INFERNAL DES RÉGIMES, COMMENT EN SORTIR ?*

De toute façon ça fait des années que je suis au régime. C'est d'ailleurs décourageant, parce qu'avec toutes ces années de privations, j'ai pris encore plus de kilos ! Alors, qui me dit que ça ne va pas continuer ?

Pourquoi les régimes extrêmes font grossir

Lorsqu'on soumet son corps à un régime alimentaire qui n'est pas équilibré, le corps enregistre l'information « privation », et il est capable de compenser le manque dès que le régime sera terminé. Toutes les « méthodes » extrêmes, proposant des protéines à outrance (je ne suis pas un tigre) des légumes verts à outrance (je ne suis pas une vache), ou encore une absence totale de lipides, déséquilibrent votre organisme et mettent votre santé en danger. Il est normal que votre corps réagisse : il se protège au cas où les carences referaient leur apparition !

Ma gourmandise se venge

Ces méthodes ont sur vous un impact psychologique non négligeable : vous vous soumettez à une privation qui ne rime en rien avec plaisir, et lorsque vous lâchez à nouveau la bride à votre gourmandise, elle se venge !

Je ne dis pas à mon corps que je l'aime, au contraire, je le brime

Au lieu de faire de votre organisme votre allié, vous entrez en lutte contre lui.

Résultat, celui-ci entre en rébellion. Et si vous le chouchoutiez au lieu de l'enfermer dans un carcan triste et sans plaisir ?

Le programme alimentaire Weight Watchers® n'est pas un régime

Avec Weight Watchers®, vous réapprenez simplement à manger de tout et de façon équilibrée. Vous atteignez votre poids de forme tout en douceur sans entrer en lutte contre votre organisme. Au contraire ! Le plaisir doit faire partie de vos menus au quotidien ! Et lorsque vos papilles ne sont pas en reste, votre corps devient peu à peu votre allié.

Les angoisses liées à mon poids, et à mon corps : je ne mange rien et je grossis

Je réapprivoise mon corps et j'oublie les extrêmes, je me réconcilie avec la nourriture.

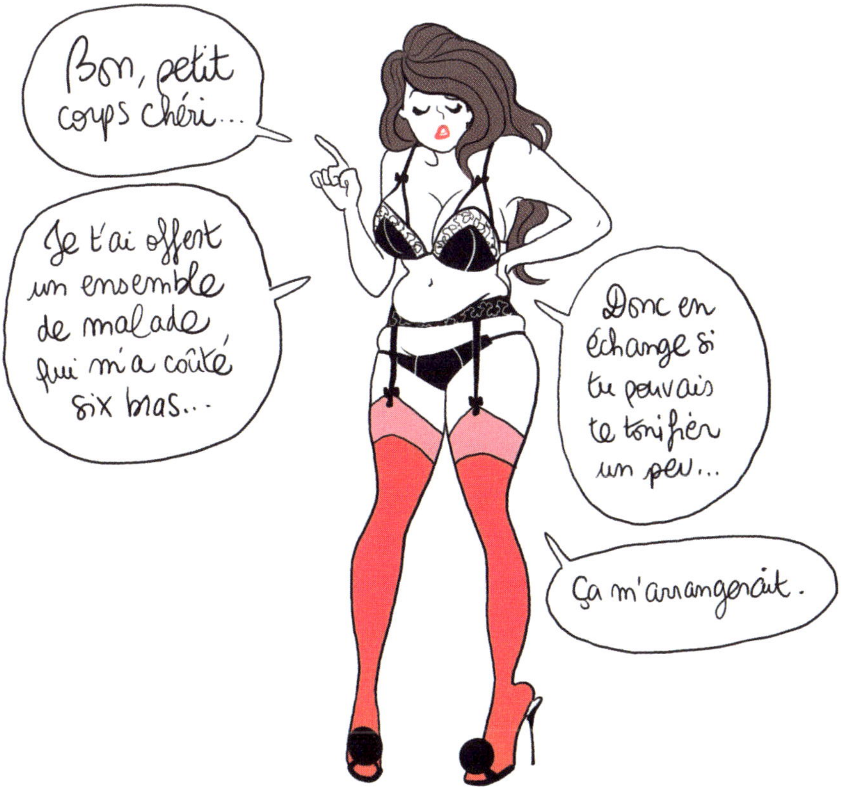
Bon, petit corps chéri...
Je t'ai offert un ensemble de malade qui m'a coûté six bras...
Donc en échange si tu pouvais te tonifier un peu...
Ça m'arrangerait.

Le journal de mon bien-être

lundi	mardi
Je me sens d'humeur... .... *J'ai réussi à :*	*Je me sens d'humeur...* .... *J'ai réussi à :* ....
mercredi *Je me sens d'humeur...* .... *J'ai réussi à :*	**jeudi** *Je me sens d'humeur...* .... *J'ai réussi à :* ....
vendredi *Je me sens d'humeur...* .... *J'ai réussi à :*	**samedi** *Je me sens d'humeur...* .... *J'ai réussi à :* ....

dimanche

Je me sens d'humeur.....

J'ai réussi à :..

Je suis la plus belle, et en plus, je m'aime !

Voici 4 petits gestes simples à intégrer dans mon quotidien pour réapprendre à m'aimer.

1. Je tiens à jour le journal de mon bien-être

Sur celui-ci, je note mes menus, mes petits extras, mais j'indique aussi un plaisir chaque jour : si j'ai sauté dans les flaques avec mon petit neveu de 3 ans, si mon chat est venu se lover contre moi pendant que je bouquinais, si mon amoureux m'a envoyé un bouquet de fleurs.

2. Chaque journée apporte une source différente de plaisir

Hier, c'était une forêt noire dégustée au coin du feu accompagnée d'une tasse de thé Mariage Frères aux saveurs exotiques. Mais aujourd'hui, c'est cette petite robe noire dont je rêvais. Elle est enfin soldée, et... je l'ai eue ! Demain, ce sera balade en forêt avec mon chien.

3. J'aime mon corps, et je le lui dis !

Au lieu de considérer uniquement des défauts, je décide de mettre en valeur mes qualités. Je ne suis pas très grande, mais j'ai un très joli décolleté. J'ai des fesses un peu trop rebondies à mes yeux, mais ma chevelure fait tourner la tête de plus d'un homme... (et des filles aussi d'ailleurs !)

4. Je jette mon jogging

Et ce vieux pull 10 fois trop grand que je porte 7 jours sur 7 « pour traîner ». C'est la philosophie du soutif rouge : si je porte des dessous affriolants, je n'aurai pas la même attitude que lorsque je porte une culotte de grand-mère.

Dès que je plonge dans la dentelle, je me redresse, je relève le menton, je sais que je suis belle !

C'est pas parce que c'est une salade...

! Moi je suis une fille light, alors je commande une salade Cæsar (riche en sauce), comme ça c'est hyper léger...en fait.... une salade Cæsar, avec sa sauce blanche, peut être aussi riche que certaines pizzas !

15. *J'AI TOUJOURS FAIM !*

Si vous avez faim toute la journée, il se peut que vos menus soient souvent dépourvus d'aliments rassasiants. Il est également possible que vous confondiez « fringale » et faim réelle...

J'ai tendance à vouloir accélérer ma perte de poids

Et du coup, dès que je me sens d'attaque, je pose dans mon assiette une feuille de salade verte accompagnée de quelques haricots verts à l'eau...

Je fais quoi pour ne plus avoir faim ?

Je privilégie la régularité. Mieux vaut manger de façon raisonnable et équilibrée, inviter à sa table des féculents, des céréales complètes, des protéines, plutôt que d'avancer dans son programme alimentaire par à-coups.

J'ai de grands creux dans l'après-midi

Vers 16 heures ça gargouille, et à 18 heures, je n'y tiens plus, je me rue sur tout ce que je trouve, il faut que je mange !

Je fais quoi pour ne plus avoir faim ?

Je reprends mon carnet alimentaire, et je note précisément les moments où les creux sont les plus intenses. Si je remarque que ceux-ci se situent toujours à la même heure, il se peut que mon déjeuner ou ma collation soient insuffisants pour « tenir » jusqu'au dîner.

J'ai faim en sortant de table

Écoutez votre organisme, mais soyez à l'écoute de votre mental également. Avez-vous encore envie de manger, ou avez-vous encore faim ? Si votre envie de manger est très forte, pensez à privilégier les aliments qui vous donneront la sensation de croquer, de mordre, de mâcher. Privilégiez les beaux morceaux de viande, préférez les légumes à la croque plutôt qu'une purée.

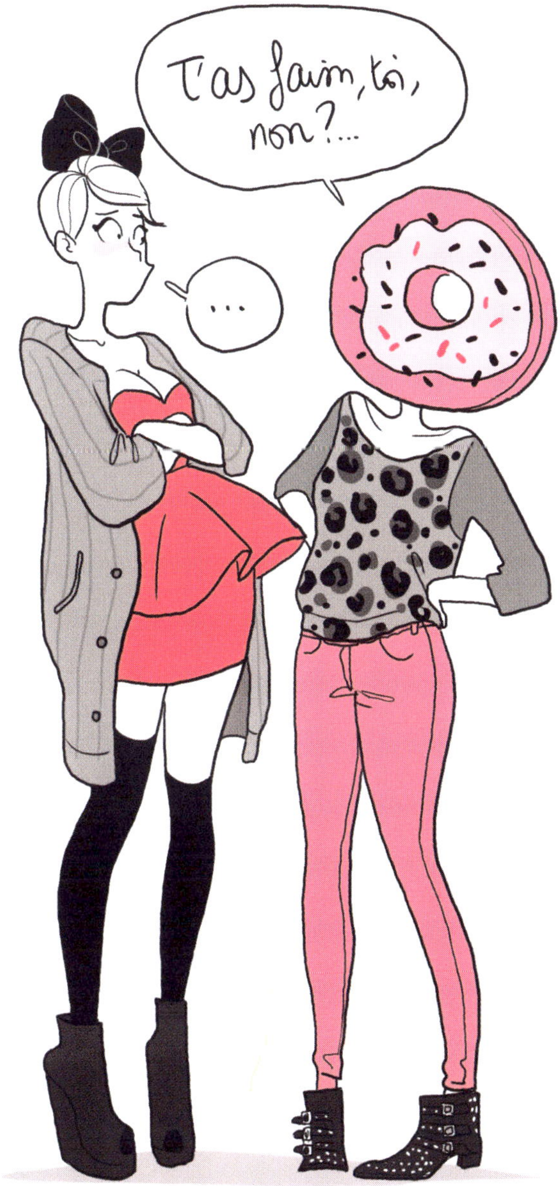

Oui, mais c'est que des fruits...

! ... et surtout du sucre : un yaourt aux fruits, sucré, c'est trois fois plus riche qu'un yaourt nature à 0 % de matière grasse...

Les recettes pasta

Parpadelle aux crevettes à l'ail et basilic

Pour 4 personnes

- **Préparation 15 mn**
- **Cuisson 15-20 mn**

Ingrédients :

- 250 g de tomates cerises
- 1 bouquet de basilic frais
- 2 gousses d'ail
- 1 petit piment, selon les goûts
- 1 cc d'huile d'olive
- 480 g de grosses crevettes décortiquées
- 280 g de parpadelles crues
- Sel

Couper les tomates cerises en deux. Laver, éponger le basilic et le ciseler. Éplucher les gousses d'ail, les émincer, ainsi que le piment. Mettre une poêle antiadhésive à chauffer avec l'huile d'olive et les faire sauter 1 minute sur feu moyen.

Quand l'ail commence à dorer, ajouter les tomates et le basilic (en gardant une cuillerée à soupe pour la décoration), saler. Remuer délicatement et laisser cuire 5 minutes. Ajouter les crevettes décortiquées et garder sur le feu encore 5 bonnes minutes. Réserver au chaud.

Porter une grande casserole d'eau salée à ébullition, plonger les parpadelles et cuire *al dente* suivant les indications du produit. Égoutter les pâtes, en gardant un peu d'eau de cuisson, et verser le tout dans la sauce aux crevettes. Parsemer de basilic.

Pâtes épicées aux poivrons rouges

Pour 4 personnes

- **Préparation : 10 minutes**
- **Cuisson : 20 minutes**

Ingrédients :

- 200 g de cresson coupé grossièrement
- 4 poivrons rouges
- 2 gousses d'ail écrasées
- 1 ou 2 piments rouges
- 250 g de pâtes 3 couleurs
- 1 cuillères à soupe de vinaigre balsamique
- 100 g de feta allégée émiettée

Faire cuire les pâtes al dente.

Préchauffer le gril du four. Faire griller les poivrons rouges, peau face au gril, jusqu'à ce qu'ils noircissent. Les peler, les mixer avec l'ail, le vinaigre, le piment et quelques cuillerées d'eau jusqu'à obtention d'une purée.

Egoutter les pâtes, les passer à la poêle avec le cresson, la feta, les pignons grillés. Mélanger et servir avec la sauce.

Une fois grillés, enfermer les poivrons dans un sac plastique afin de pouvoir les peler sans se brûler.

Je choisis des aliments *rassasiants*

Les aliments les plus rassasiants sont ceux qui tiennent traditionnellement au corps : les sucres lents et les protéines.

Les protéines animales et végétales

- Viandes, poissons, fruits de mer.
- Les œufs.
- Le jambon blanc, le jambon de volaille (les autres types de charcuterie tiennent au corps, mais au sens premier de l'expression... !)
- Les légumineuses : lentilles, flageolets, fèves...
- Le soja et le tofu.
- Les fromages blancs et les laitages à 0 % (mais je fais attention à leur assaisonnement... le sucre n'est pas rassasiant !)

Les glucides complexes

- Le pain de seigle.
- Les flocons d'avoine ou le gruau d'avoine.
- Le riz, les pâtes, le blé, la semoule, de préférence complets ou semi-complets, car les fibres présentes dans les farines complète ralentissent la digestion et facilitent le transit.

16. *JE MANGE TOUT LE TEMPS SUR LE POUCE…*

Impossible de bien me nourrir ! Je ne suis jamais chez moi : toujours en déplacement, et, lorsque ce n'est pas le cas, je déjeune au-dessus de mon clavier d'ordinateur ou je saute le repas du soir pour faire quelques heures sup'… La mise en place d'un programme alimentaire équilibré me semble impossible… Et pourtant non ! On ne saute pas sur cette bonne excuse pour foncer sur le premier big mac venu !

Je deviens copine avec ma boulangère

Un ptit compliment par-ci, une petite discute sur le temps qu'il fait, et je me mets la boulangère dans la poche… moyennant quoi, elle me mitonne chaque midi un sandwich sur mesure, et composé d'aliments simples : du pain semi-complet, du jambon, des crudités…

Et si je ne suis pas copine avec ma boulangère

Pas facile de se lier d'amitié avec la boulangère de la gare Saint-Lazare… il faut dire qu'elle en voit passer du monde. Alors, pour mon sandwich sur mesure, c'est sûr, mieux vaut habiter un petit village de Bretagne. Mais je peux cependant me nourrir sans m'alourdir. Il me suffit d'opter pour le sandwich le plus simple du monde. Moins il y aura de sauce, et mieux ce sera.

Au Monop', j'achète la salade, et je donne la sauce

C'est pratique ! Au rayon frais de la plupart des supermarchés citadins, on propose des salades toutes prêtes, avec une petite cuillère pour personne de petite taille et une sauce dans un petit godet. La petite fourchette m'oblige à manger lentement (impossible de piquer une tomate cerise du premier coup…) et la sauce à part m'invite à la laisser… à part.

Je bois... de l'eau

Les sandwichs donnent soif, et les menus snack nous invitent souvent à prendre un soda. Le sandwich c'est déjà un peu « pouf pouf », on ne peut pas dire que la verdure y soit à l'honneur. Alors, le soda ultra sucré, on évite. On préfère une belle eau, avec ou sans bulles !

Je me rattrape sur les légumes le soir

Même si je suis tout le temps pressée, je n'oublie pas de préparer un peu de soupe pour la semaine, ou j'utilise les portionnables décongelables de mon grand ami M. surgelé. Brocolis vapeur, soupes, haricots verts croquants, j'ai le choix, et sûr, ça ne me prendra pas beaucoup de temps.

Oui, mais c'est qu'un petit sandwich...

! Et puis d'abord, ça tient pas au corps. Et pourtant, quand je m'engloutis rapide un sandwich jambon beurre, c'est plus riche que si je mangeais un petit salé aux lentilles. Bon, on s'attable ? !

Club sandwich

Pour 2 personnes
- **Préparation 15 mn**
- **Cuisson 30 mn**

Ingrédients :
- 1/3 de concombre
- 1 petit oignon blanc
- 50 g de fromage frais à 0 %
- 1 cs de menthe ciselée
- 1 tomate de taille moyenne
- 1 tranche de jambon blanc découenné, dégraissé (50 g)
- 30 g de mozzarella light
- 6 tranches de pain de mie complet de 20 g chacune
- 2 cc de beurre demi-sel à 41 %
- 4 feuilles de salade (laitue, romaine, ou batavia)
- Sel, poivre

Peler et râper le concombre avec une grille à gros trous. Mettre le râpé dans une passoire, saler et laisser égoutter 30 minutes. Peler et hacher finement l'oignon blanc. Mélanger le fromage frais, l'oignon et la menthe avec le râpé. Saler légèrement et poivrer.

Ébouillanter la tomate et la couper en rondelles. Couper la tranche de jambon en deux et détailler la mozzarella en lamelles. Toaster légèrement les tranches de pain de mie. Les disposer par trois sur un plan de travail.

Réaliser le premier sandwich : tartiner une tranche de pain de préparation au concombre, ajouter 2 rondelles de tomate et quelques lamelles de mozzarella. Recouvrir d'une deuxième tranche de pain de mie, étaler une cuillerée à café de beurre allégé, recouvrir avec une demi-tranche de jambon et 2 feuilles de salade. Tartiner la troisième tranche de pain de mie de préparation au concombre. La retourner sur la salade.

Confectionner le deuxième sandwich de la même façon (en même temps ou après). Couper les feuilles de salade qui dépassent. Filmer bien serré. Réserver au frais jusqu'au moment de déguster.

Je dis non ! *à la speedy attitude*

Est-il écrit dans la convention de mon entreprise que je doive sauter mon repas, et oublier de dîner le soir ? Les fumeurs ont droit à une pause cigarette, mais moi, je ne m'autorise pas le plus simple des plaisirs : celui de manger et de savourer dans le calme. Et si je ralentissais ?

1. Je ne vis pas à Las Vegas

Il paraît que là-bas, on peut même se marier sans descendre de sa voiture… et aussi se rendre à une séance de cinéma en plein air sans descendre de sa voiture. Et si demain j'arrivais au bureau avec un panier, une nappe à carreaux, des verres à pied et des assiettes en porcelaine, histoire de faire comprendre aux collègues qu'il est possible de voir la pause déjeuner autrement ?

2. J'arrête de faire 10 choses en même temps

Les garçons n'y arrivent pas. Ils font une chose après l'autre. Mais nous, nous tentons toujours de téléphoner tout en cuisinant – tout en grignotant – tout en faisant répéter une table de multiplication. Je décide que désormais, ma pause thé, café, dîner, déjeuner, c'est sacré. Et je m'y consacre entièrement.

3. Je deviens une first lady du sandwich

Même lorsque je n'ai qu'une tranche de pain à savourer, j'y consacre toutes mes papilles. Pour cela, je ne mange pas au-dessus de l'emballage mais au-dessus d'une assiette de chez Colette, et j'ai même un petit couteau à mes initiales pour trancher ma golden. C'est «so chic», et du coup, je mange deux fois plus lentement. Normal. Vous imaginez Carla ou Valeria avec la bouche remplie de nuggets ? Non, c'est sûr…

ALORS, JE FAIS QUOI, MOI ?

....

....

....

....

....

....

....

....

....

....

17. *PAS LE TEMPS DE CUISINER*

La femme ultra active qui sommeille en vous le sait bien : lorsqu'il vous arrive de faire une Paul Bocusite aiguë, elle est de très courte durée : au bout d'une semaine ou deux, vous sombrez définitivement dans la pizza surgelée... jusqu'aux prochaines bonnes résolutions.

Règle n° 1 : ne pas être trop perfectionniste

Ah ! Le tablier à carreaux et les bons petits plats qui mijotent... mais à 20 heures quand je rentre du boulot je fais comment pour mitonner de bons petits plats ? Si la cuisine exige de moi un effort trop important, je vais fuir les fourneaux. Et dans la mesure où je n'ai pas décidé d'arrêter de travailler, je vais essayer une autre méthode : il existe un juste milieu entre la Paul Bocusite et la Picardite...

Règle n° 2 : repérer deux plages de temps dans la semaine

Deux petites heures. Par exemple, une dans le week-end, et une en semaine. Et au cours de ces deux heures, je sors mes casseroles une bonne fois, et je prépare pour plusieurs jours. Résultat : le reste de la semaine, je me mets les pieds sous la table.

Règle n° 3 : investir dans un cuit vapeur, une casserole et un wok

Avec le cuit vapeur, je prépare rapidement les légumes pour deux jours. Je ne les assaisonne pas, ils sont simplement cuits, et je les range dans le réfrigérateur. Je peux même faire chauffer un filet de poisson en même temps. Avec la casserole, je prépare une grande quantité de pâtes ou de riz (ça, ça va, je connais la recette) et je les range aussi dans le réfrigérateur. Avec le wok, le soir à 20 heures, je mélange quelques légumes, des petits dés de poisson, et un peu de riz : un filet d'huile d'olive, quelques épices, et le repas est prêt !

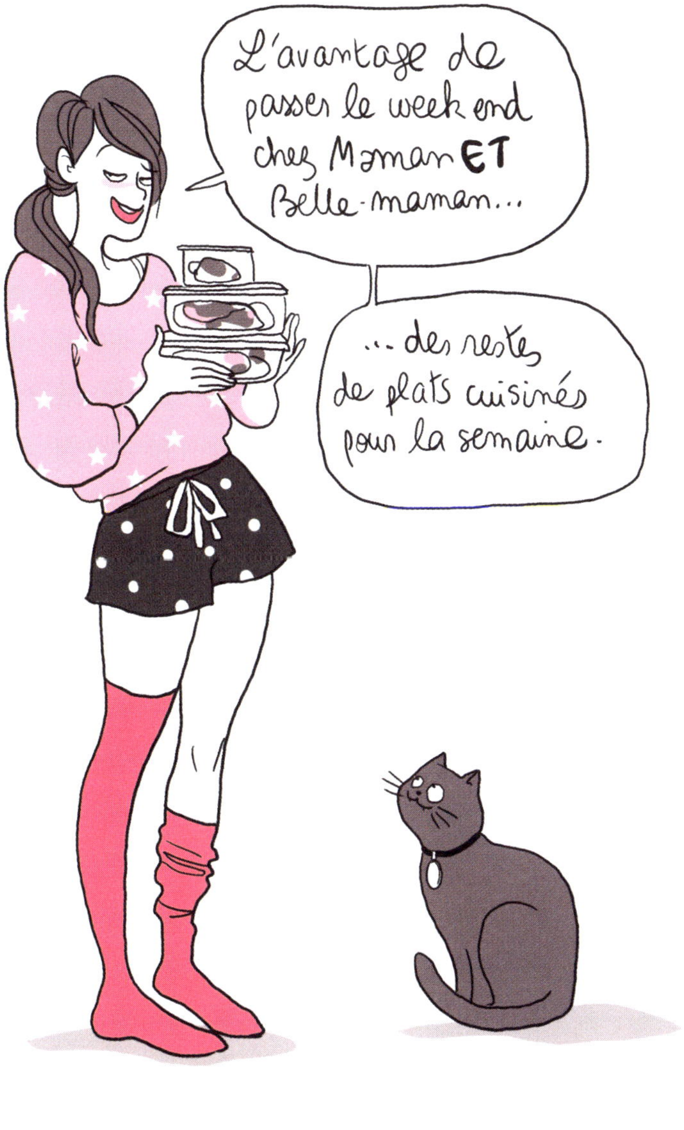
L'avantage de passer le week end chez Maman ET Belle-maman...
... des restes de plats cuisinés pour la semaine.

Vite fait et léger

! Si je décongèle rapide une pizza, mon repas sera deux fois plus riche que lorsque je prépare des légumes vapeur surgelés dans mon cuit vapeur, et en savourant un filet de cabillaud cuit également dans le cuit vapeur. Allez, il suffit seulement de posséder une paire de ciseaux pour ouvrir le sachet de légumes, je vais y arriver !

Grosse salade au maïs

Pour 1 personne

- **Préparation 10 mn**
- **Cuisson 15 mn**

Ingrédients :

- 220 g de maïs doux en grain
- 1/2 oignon rose
- 3 tomates en grappe
- 1 cc d'huile d'olive
- 1/2 yaourt nature 0%
- 1 cc de coriandre ciselée
- 1 tranche de jambon blanc dégraissé, découenné (50 g)
- Sel, poivre

Égoutter la boîte de maïs, peler et hacher finement l'oignon. Ébouillanter les tomates puis les peler et les couper en petits dés.

Dans un petit saladier, diluer l'huile avec le yaourt, saler et poivrer. Ajouter l'oignon haché, la coriandre et les dés de tomates, mélanger.

Verser les grains de maïs sur la préparation au yaourt et aux tomates, mélanger le tout. Détailler la tranche de jambon en lanières, les incorporer dans la salade et mélanger de nouveau. Servir frais.

Blanquette de veau vapeur

Pour 4 personnes

- **Préparation 15 mn**
- **Cuisson 30 mn**

Ingrédients :

- 500 g de noix de veau
- 400 g de carottes
- 200 g de blanc de poireau
- 1 branche de céleri
- 1 bouquet garni
- 1 citron
- 1 cuillère à café de persil haché
- 8 cuillères à soupe de crème fraîche à 4 ou 5%
- 2 cuillères à café de fond de volaille
- sel, poivre

Servir avec du riz blanc.

Détailler les carottes, le blanc de poireau et le céleri. Couper la noix de veau en cubes. Remplir le bac à eau d'un appareil de cuisson vapeur (2000 W). Mettre les légumes et le bouquet garni dans le bac inférieur, couvrir, brancher et faire cuire 10 minutes. Frotter ensuite les cubes de viande avec un demi-citron, les étaler dans le bac supérieur, l'installer au-dessus des légumes. Saler, poivrer, couvrir et faire cuire 10 minutes.

Porter à ébullition 20 cl d'eau dans une casserole, y diluer le fond de volaille et laisser réduire de moitié, à feu moyen, pendant 8 minutes. Ajouter la crème et 1 cuillère à soupe de jus de citron poursuivre la cuisson 2 minutes à feu moyen, tout en remuant. Mettre dans un plat creux, napper de sauce et saupoudrer de persil haché.

La Poulerousse *attitude...*

Vous vous souvenez de l'histoire de Poulerousse ? La petite poule qui est si bonne ménagère qu'elle a toujours sur elle des ciseaux et du fil. C'est parce qu'elle est bonne ménagère que le renard ne parvient pas à l'attraper ! Bonne ménagère, vous ? Mais si, vous pouvez devenir une Poulerousse du frigo. 10 aliments à conserver dans mon congélateur, dans mon frigo pour cuisiner express.

Dans mon frigo, j'ai toujours :

- Des pâtes et du riz prêts à être réchauffés ;
- Des pommes de terre déjà cuites ;
- Des petits dés de jambon ;
- Un filet de dinde ou de poulet ;
- Des œufs ;
- De la salade.

Dans mon congélateur, j'ai toujours :

- Des courgettes en rondelles, prêtes à être jetées dans le cuit vapeur ;
- Des haricots verts ;
- Des tomates en morceaux ;
- Du maïs ;
- Des carottes en rondelles ;
- Une soupe sans adjonction ;
- Des filets de dinde ou de poulet ;
- Des filets de poisson.

Dans mon four, je place toujours :

Un plat qui mijote pendant que je regarde un film à la télé. Par exemple, je dépose du riz tout sec au fond d'un plat à gratin, quelques petits morceaux de beurre, du sel, du poivre, je remplis le plat d'eau à ras bord, et je laisse chauffer à 180 °C. Quand l'eau a disparu, le riz gratiné est prêt, et je n'ai pas pesté contre l'eau qui déborde toujours pendant que le petit m'appelle et qu'il veut faire pipi...

18. *JE VEUX PAS RENONCER AU PLAISIR !*

« Avec mon programme, je ne vais pas me faire plaisir ». Voici quelques idées reçues à effacer si vous souhaitez vous faire plaisir au cours de votre programme !

Je dois m'obliger à manger certains aliments parce qu'ils font maigrir

Faux : aucun aliment ne fait maigrir en soi. Seul un bon équilibre alimentaire peut être gagnant. Si vous vous obligez à manger de l'ananas sous prétexte « qu'il fait maigrir », non seulement vous n'atteindrez pas votre but mais vos papilles se vengeront en vous ordonnant de leur servir quelque chose de bon ! Vous mangerez donc deux fois plus !

Je dois pratiquer une activité sportive

Vrai et faux : il n'est pas obligatoire de pratiquer un sport intensif si vous avez horreur du sport. Nos grands-mères et arrières grands-mères marchaient plusieurs kilomètres par jour simplement parce qu'elles n'avaient pas de... voiture... elles n'avaient pas besoin de salle de sport pour être active. Vous pouvez tout à fait décider de bouger plus en supprimant l'ascenseur et le scooter... !

Je dois manger de la viande alors que je suis végétarienne

Vrai et faux : il est recommandé de se nourrir de façon variée et équilibrée. Toutefois, si vous détestez la viande, vous pouvez compenser le manque de protéines en consommant des œufs, des produits laitiers ainsi que des légumineuses riches en protéines (pensez au quinoa).

Je dois dire adieu aux gâteaux

Pas du tout ! Au contraire, il est recommandé d'intégrer vos plats préférés à vos menus afin de vous régaler. Cependant, il est vrai que le distributeur de Bounty sur le quai de la gare ne fait pas complètement partie du programme...

Je dois dire adieu à l'alcool

Il est recommandé de consommer l'alcool « avec modération »... ça tombe bien, c'est ce qu'on recommande. Alors on en reste au stade « juste un peu pompette », histoire de se détendre... sur le plaisir et le régime.

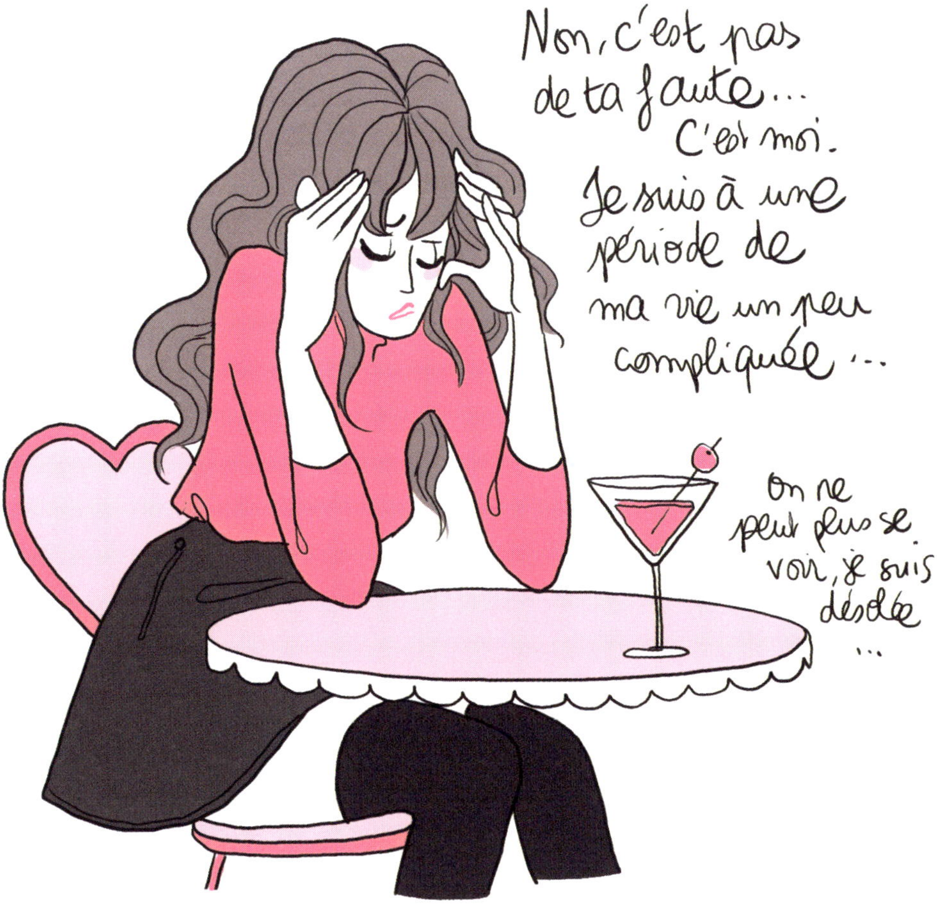
Non, c'est pas de ta faute... C'est moi. Je suis à une période de ma vie un peu compliquée...
On ne peut plus se voir, je suis désolée...

Recettes ultra gourmandes

Charlotte aux framboises et à la vanille

Pour 6 personnes

- **Préparation 20 mn**
- **Cuisson 1 mn**
- **Repos 3 h**

Ingrédients :

- 20 biscuits à la cuillère
- 1 cc d'arôme de fleur d'oranger
- 250 g de framboises fraîches ou surgelées
- 1 sachet de poudre pour flan instantané non sucré à la vanille
- 500 ml de lait demi-écrémé
- 3 cc d'édulcorant
- 1/2 cc de vanille en poudre

Tapisser le fond d'un moule à charlotte avec 16 biscuits à la cuillère très légèrement imbibés d'eau aromatisée à la fleur d'oranger.

Déposer 125 g de framboises dans le fond du moule sur les biscuits. Délayer le flan instantané avec le lait froid, l'édulcorant et la vanille. Faire bouillir une minute sans cesser de remuer. Laisser refroidir 5 minutes avant de verser délicatement la préparation dans le moule, sur les framboises. Laisser complètement refroidir avant de déposer les 4 biscuits restants.

Placer au frais pendant 3 heures. Démouler la charlotte dans un plat et décorer avec le reste de framboises.

Confiture de prunes express

Pour 1 pot de 300 g

- **Préparation 15 mn**
- **Cuisson 8 mn**

Ingrédients :

- 450 g de prunes dénoyautées
- 1 cuillère à café de jus de citron
- 4 cuillères à soupe de fructose (60 g)
- 1 cuillère à soupe de pectine de fruits
- 1 pincée de cannelle

Arroser les prunes dénoyautées et coupées de jus de citron et de 5 cl d'eau puis les faire cuire 4 minutes, en remuant et en écrasant les fruits avec une spatule.

Mélanger une cuillère à soupe de fructose avec la pectine de fruits, saupoudrer les prunes du mélange, ajouter la cannelle et faire cuire 2 minutes à feu vif, snas cesser de remuer. Saupoudrer les 3 cuillères à soupe restantes de fructose et poursuivre la cuisson 2 minutes de plus sans cesser de remuer.

Mettre la confiture dans un petit bocal à couvercle, laisser refroidir et fermer. Conserver au réfrigérateur.

Et pour me faire plaisir, *je fais comment ?*

Parce que je suis du genre à culpabiliser un peu sur les bords voyez-vous...

J'aime les images et les bons points

Cocotte, si tu ne grignotes pas aujourd'hui, à 15 heures, c'est séance de coiffure avec un petit massage et le soin qui « n'est pas compris dans le forfait »...

J'assume les péchés mignons

Oui ! C'est encore une nouvelle paire de chaussures ; et non ! je n'en avais pas besoin. Mais j'ai bien le droit de fêter la 6e semaine de mon programme, non ? Tu fêtes bien la victoire des Espagnols en coupe du monde avec une bière et des copains...

Je prends du temps pour moi

Là tu vois, tu es gentil, mais je bois mon thé. Je veux autant de gorgées de silence qu'en contient la tasse. C'est clair ? Non, je n'ai pas envie de voir, là, tout de suite, ton dernier score sur Mario Kart.

J'ose dire quand ça ne me plaît pas

Là, tout de suite, à cet instant présent, après 3 heures de ménage, et les courses au Casino, franchement, inviter Rémi et Sophie à déjeuner, ça me tente pas trop... ça me tente pas du tout, même... je préférerais une balade en amoureux voire même un petit resto en amoureux. Ou les deux.

Je dors

Parce qu'avec 5 heures de sommeil par nuit, il est très difficile de voir la vie en rose, sauter de joie, se faire plaisir, et par conséquent résister à la barre chocolatée.

Devenez *encore plus* active !

! Ajoutez un quart d'heure de marche tous les jours à vos journées « linge-aspirateur-courses-embouteillages-caddie-devoir-cartable-t'as pas signé mon carnet », et... oui, vous serez *très active* !

19. *J'AIME PAS LES LÉGUMES !*

Finis tes brocolis ou t'auras pas de dessert ! Mange tes épinards, c'est bon pour la santé ! Si tu manges pas ta soupe tu ne grandiras pas. C'est simple, on dirait que le mot légume est synonyme de punition tant il me rappelle de mauvais souvenirs. Comment me réconcilier avec eux ?

Je ne les aime pas crus

Je déteste les carottes râpées, les betteraves rouges et les choux fleurs en fleurette. Les carottes à la croque, très peu pour moi. Brrr. Rien que d'y penser j'ai l'impression qu'on va me demander d'aller finir mon assiette sur le palier.

La solution ? Je tape dans la purée

Je les mixe, je les broie, bref, je privilégie les purées. Si je trouve leur saveur encore un peu trop aqueuse, j'ajoute une pointe de maïzena avant de passer ma purée au four afin qu'elle gratine un peu.

Je ne les aime pas cuits

Je les trouve insipides et plats. À la rigueur, je tolère trois haricots verts sous ma bavette saignante, et encore, avec beaucoup de ketchup.

La solution ? Une râpe et une patate !

J'oublie la cuisson « à l'eau ». J'opte pour une cuisson douce et lente au four, avec un filet d'huile d'olive, et les épices de mon choix. Afin d'éviter que mes légumes aient un goût de « flotte », je peux utiliser une râpe et une pomme de terre. Un exemple : râpez une courgette et placez-la dans un plat, puis râpez une pomme de terre, et râpez encore une courgette. La pomme de terre va boire l'eau de la courgette, et l'ensemble sera extrêmement savoureux, et léger !

Recette « pas fan des légumes »

Terrine de courgettes à la menthe et au saumon fumé

Pour 6 personnes

- **Préparation 20 mn**
- **Cuisson 43 mn**
- **Réfrigération 1h**

Ingrédients :

- 2 gousses d'ail
- 20 g de feuilles de menthe fraîches
- 500 g de courgettes
- 3 petits œufs
- 3 gouttes de Tabasco
- 180 g de fromage de chèvre frais à 15%
- 2 pots de fromage frais à 0% (250 g)
- 2 cc de margarine à 60%
- 1 sachet de mâche
- 3 cc d'huile d'olive
- 1 cc de vinaigre balsamique
- 6 fines tranches de saumon fumé (180 g)
- Sel, poivre

Préchauffer le four à 180 °C (th.6). Presser l'ail et mixer finement la menthe. Peler et épépiner les courgettes, les détailler en fines rondelles ou lamelles avec une mandoline. Porter à ébullition une grande quantité d'eau salée, y faire blanchir les courgettes 3 minutes. Égoutter.

Dans un saladier, battre les œufs en omelette, ajouter l'ail, la menthe et le Tabasco. Saler et poivrer. Incorporer les deux fromages frais, bien mélanger pour obtenir une pâte homogène. Ajouter les courgettes.

Chemiser une terrine (ou moule à cake) d'une contenance d'un litre. Verser la préparation. Enfourner dans un bain-marie pour 40 minutes. Laisser tiédir et réserver au frais 1 heure.

Au moment de servir, couper la terrine en tranches, les disposer sur les assiettes de service. Asperger la mâche d'huile et de vinaigre, mélanger. Ajouter un dôme de mâche dans l'assiette et recouvrir d'une tranche de saumon.

Suggestion : vérifier la cuisson de la terrine en piquant avec la pointe d'un couteau. Décorer les assiettes d'un trait de vinaigre balsamique réduit.

La folle journée *de super-tomate et du concombre masqué*

Ou comment manger des légumes sans (presque) s'en apercevoir

MATIN

- Un weetabix avec une cuillerée à café de sucre
- Un thé
- Un verre de jus d'orange frais

L'idée : je privilégie les céréales complètes pour les fibres, et les jus de fruits frais pour les vitamines.

MIDI

- Une tranche de melon
- Riz cantonais maison (je mélange dans un wok du riz, quelques petits pois, et un œufs en omelette)
- Un yaourt nature avec une cuillerée de confiture de rhubarbe.

L'idée : je planque les légumes dans les céréales. Comme ça j'en consomme de petites quantités, mais à chaque repas.
Le melon est un fruit-légume (il est de la famille des courges !)

COLLATION

- Un fruit de saison, un laitage

L'idée : je mise sur les fruits.

SOIR

- Un œuf cuit dans une tomate (je décapite une tomate, je l'évide, et je casse un œuf dedans et je passe le tout au four)
- Une portion de riz ou de pâtes
- Un yaourt ou un laitage
- Un fruit de saison

L'idée : je dois manger le coquetier de mon œuf !

Ratatouille ou raviolis ?

! Ratatouille ! Une ratatouille cuisinée avec un peu de riz, c'est deux fois plus léger qu'une assiette de raviolis au bœuf !

20. *JE N'AI DIT À PERSONNE QUE JE MAIGRIS*

Dès que j'annonce autour de moi que je vais prendre soin de moi, il y a toujours une bonne âme très charitable pour m'encourager à me décourager : il y a la copine qui s'habille en 32 et qui vous dit que « vous êtes très bien comme ça », et Robert qui vous tape sur les fesses en vous rappelant qu'il les aime rebondies. Et votre avis dans tout ça ? On dirait qu'autour de vous, les autres n'ont aucune passion pour le changement... Dans ce cas, mieux vaut se la jouer incognito. Voici comment ne pas être démasquée.

On vous dit : « T'as pas un peu minci ces derniers temps ? »

Répondez : Oh, non ! j'ai juste enfin trouvé le jean qui me va !

On vous dit : « Tiens, tu mets plus de sucre dans ton café, toi, maintenant ? »

Répondez : Non, depuis que je me suis offert la nouvelle expresso et l'homme qui va avec, j'ai découvert la véritable saveur du petit noir. What else ?

On vous dit : « Tiens, tu ne commandes plus de frites avec ton carpaccio, toi, maintenant ? »

Répondez : Robert est revenu de chez Darty avec une nouvelle friteuse samedi dernier, il en a fait tout le week-end, là, j'ai une overdose.

On vous dit : « Tiens, tu commandes la sauce de la salade à part, toi, maintenant ? »

Répondez : Oui, dans ce resto, ils forcent vraiment sur l'ail dans la vinaigrette, et j'ai un rendez-vous galant ce soir (avec Robert)...

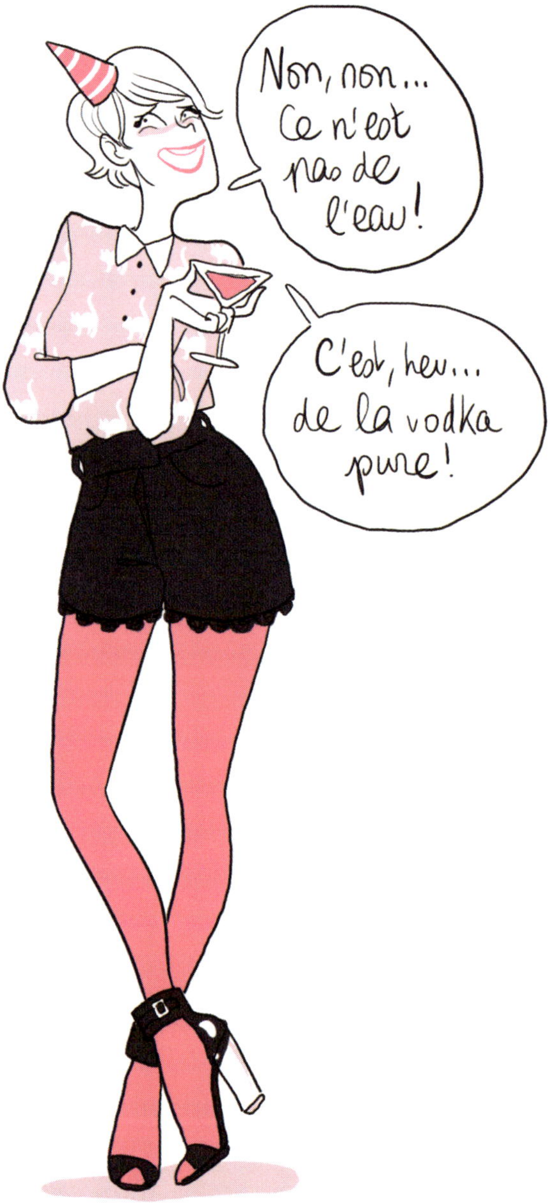
Non, non... Ce n'est pas de l'eau !
C'est, heu... de la vodka pure !

Un plat traditionnel en version allégée

Tajine de veau aux dattes

Pour 2 personnes

- **Préparation 10 mn**
- **Cuisson 40 mn**

Ingrédients :

- 2 carottes
- 200 g de pommes de terre
- 1 navet
- 1 fenouil
- 1 oignon rouge
- 400 g de filet de veau coupé en morceaux
- 1 cc d'huile d'olive
- 8 dattes
- 1/2 verre d'eau
- 1 cs de raz el hanout
- Sel (facultatif)

Préchauffer le four à 210 °C (th.7).
Nettoyer les légumes et les couper en morceaux.

Déposer la viande dans le plat à tajine en silicone.
Ajouter les légumes et l'huile puis les dattes.
Verser l'eau puis le raz el hanout.

Enfourner 40 minutes.

Oh ! je suis pompette !

! 3 mojitos, et vous avez assimilé l'équivalent de votre plat principal. Alors, pour s'arrêter à un seul sans devoir annoncer à tout le monde que vous avez décidé de faire attention, dites simplement que vous êtes un peu « pompette ». Ça amuse tout le monde, ça vous permet de passer incognito et de placer en plus une ou deux blagues de blondes dans la foulée… C'est possible, puisque vous êtes pompette !

Faire maigrir mon homme, *l'air de rien*

Quand j'ai rencontré Robert, il avait tout de Ken : musclé, le pectoral sec et apparent... depuis, il a beaucoup musclé ses pouces sur la télécommande de la télé en regardant la chaîne du sport... depuis, le Ken de mes premières années s'est enrobé d'une petite bouée confortable... Un programme alimentaire ? Non mais ça va pas ? C'est pour les filles !

Et pour retrouver le Robert d'antan on fait comment ? ON ruse !

Homme aime les petits plats

Du gratiné, du mijoté, on oublie les feuilles de salades vertes posées autour d'une tranche de jambon blanc. Homme repousserait aussitôt son assiette. Souvenez-vous, il n'y a pas si longtemps que cela, Homme chassait le sanglier et le bison dans la forêt. Il ne pourchassait pas la salade.

Homme aime les patates

... et surtout pas le légume à l'eau, posé, façon cuisine nouvelle, sur le bord d'une assiette immense avec un zig zag de vinaigre balsamique en guise de décoration.
On lui propose donc des légumes, certes, mais avec de la pomme de terre.

Homme aime la chasse

On lui cuisine de la viande, celle qu'on mâche une heure, celle qu'il a rapportée de la forêt (ou du Casino ?) sur sa puissante épaule avant de... se plonger dans la lecture attentive du *Parisien.*

Homme aime la pizza

On lui cuisine une pizza maison, et, pour qu'il ne s'aperçoive de rien on peut même la lui servir dans un emballage en carton et inviter ses potes sur le canapé.

Homme aime se montrer utile

On soupire sur l'escabeau en lui expliquant qu'on a vraiment besoin de lui pour changer cette ampoule. Homme aime le bricolage. Homme n'aime pas l'activité physique genre « zumba ».

21. *JE VOYAGE TOUT LE TEMPS, COMMENT FAIRE ?*

Je saute du train au taxi, du taxi à l'avion. Alors, je n'ai pas trop le choix de ce que je vais manger : comment ne pas laisser la SNCF décider de mon équilibre alimentaire ?

Au p'tit dej', dans l'avion on me propose :

- Un croissant ;
- Un pain au chocolat ;
- Un brownie ;
- Un chausson aux pommes ;
- Un pain aux raisins.

Comment éviter le pire ?
Toutes les viennoiseries sont riches, mais un brownie, c'est deux fois plus d'apport calorique qu'un croissant. Je choisis donc, pour limiter les dégâts : le croissant ou le pain aux raisins.

Sur le quai de la gare un service de restauration rapide propose :

- Des croissants au jambon ;
- Un sandwich poulet crudités mayonnaise ;
- Un panini tomate mozzarella ;
- Un croque-monsieur ;
- Un sandwich jambon beurre.

Comment éviter le pire ?
Évitez les sandwichs dont le contenu semble indéterminé (quantité de sauce par rapport au nombre de feuilles de salades ?). Dans le doute, faites simple, optez pour le jambon beurre ou le panini tomate mozzarella.

Et dans mon sac, j'ai toujours :

Une pomme et une petite bouteille d'eau. Je fais des économies d'argent et de calories car les menus des restaurants sur le pouce proposent très souvent des viennoiseries en dessert.

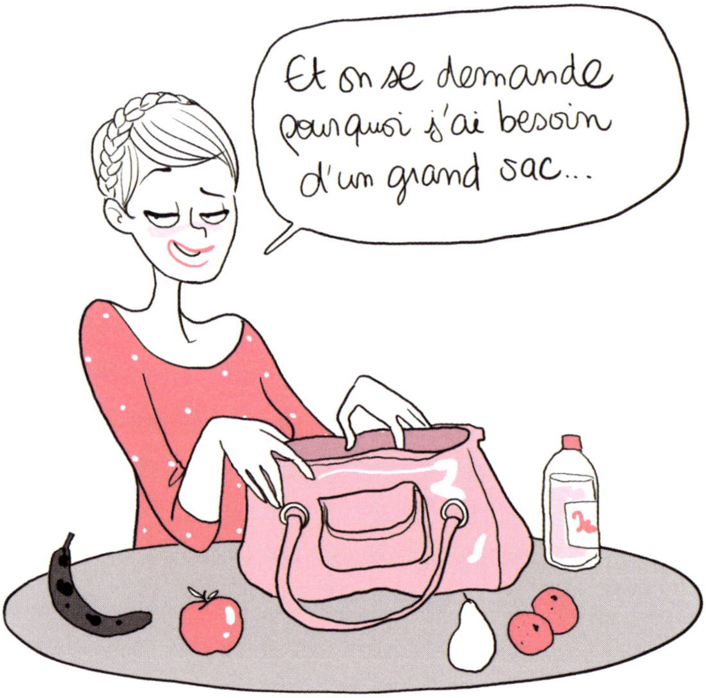
Et on se demande pourquoi j'ai besoin d'un grand sac...

Comment éviter le pire *au fast-food*

Dans la ZAC des Clos Fleuris où j'ai atterri pour un rendez-vous de travail, j'ai beau scruter l'horizon, à part une enseigne de fast-food qui clignote entre un entrepôt de tracteurs et un grand magasin d'électro-ménager, je ne vois rien qui soit comestible. Je fais comment ?

Je fuis les frites

Bourrées d'huile, et absolument pas « maison », elles sont indigestes et insipides. Il va vous falloir rajouter une grande quantité de sel ou de ketchup pour avoir l'impression de manger quelque chose qui ait l'air d'être une pomme de terre. Donc on oublie.

J'oublie les sodas

Ils sont sucrés, et ils sont là pour faire passer le goût du gras présent dans la frite. Optez plutôt pour une eau minérale, même dans la ZAC des Clos Fleuris, ils connaissent.

Je zappe le hamburger

On est loin du hamburger maison... le pain est gras, salé, sucré, la sauce-sucrée également, est abondante, et la viande toute molle complète ce délicieux repas. Si vous avez envie d'un hamburger, préparez-en un digne de ce nom dès votre retour dans votre home sweet home !

Je croque dans la salade (sans la sauce)

Bon, d'accord, la salade n'est pas non plus une panacée. Mais avec quelques tomates cerises et quelques petits dés de jambon ou de fromage, vous savez ce que vous mangez. Méfiez-vous de la sauce, et ajoutez-en seulement une très petite quantité.

Je complète avec des potatoes

Demandez une petite boîte de potatoes, et découpez les dans votre salade afin de lui donner un peu de goût. Étant donné que les fast-foods ne proposent pas de pain, vous risquez d'avoir très faim si vous mangez uniquement la salade.

6. Je pioche dans le menu enfant

Afin de rassurer les parents, soucieux de diététique, les fast-foods proposent désormais de petits sachets de légumes à la croque, des yaourts ou des compotes à boire. Misez sur un dessert léger, en évitant les yaourts enrichis en sucre.

Le beurre ou la confiture ?

! Sucre ou graisses, même combat : à la louche, c'est tout pareil, étant donné que le sucre se transforme en graisses, une cuillerée à café d'huile, de sucre, de miel de confiture, c'est tout aussi riche...

22. *DE TOUTE FAÇON JE ME DÉTESTE !*

Je me trouve affreuse, et je noie ce sentiment dans un éclair au chocolat. Avant de vous fâcher définitivement avec vous-même, asseyez-vous à la terrasse d'un café et regardez les femmes passer. Vous avez remarqué ? Il est extrêmement rare de croiser une personne très laide, et sans aucun atout. Il y a donc de fortes chances pour que vous ayez tout un tas de qualités camouflées sous ce grand pull et ce jean 10 fois trop ample !

Il y en a pour tous les goûts !

Heureusement que toutes les femmes ne ressemblent pas à celles qui défilent sur les podiums ! Il y aurait beaucoup trop d'hommes malheureux ! Car la plupart d'entre eux aiment les formes naturelles que nous a données la nature !

Miroir miroir…

Nous, les filles, nous avons tendance à la Blanche-Neige attitude, et nous nous comparons sans cesse au reste de la gent féminine. C'est pourquoi nous rêvons d'avoir les cheveux raides si nous les avons bouclés, et nous convoitons les frisettes si la nature nous les a faits comme des baguettes. Nous voulons plus de poitrine, car nous estimons en manquer, ou moins si nous avons un décolleté opulent… et si nous cessions de nous comparer pour mettre simplement nos atouts en valeur ?

Je prends soin de moi

Esthéticienne, coiffeur, ou simplement gommage et bain parfumé, je pense à consacrer du temps à mon corps afin de lui dire tout mon amour. Lui et moi, c'est pour la vie, et on va se réconcilier !

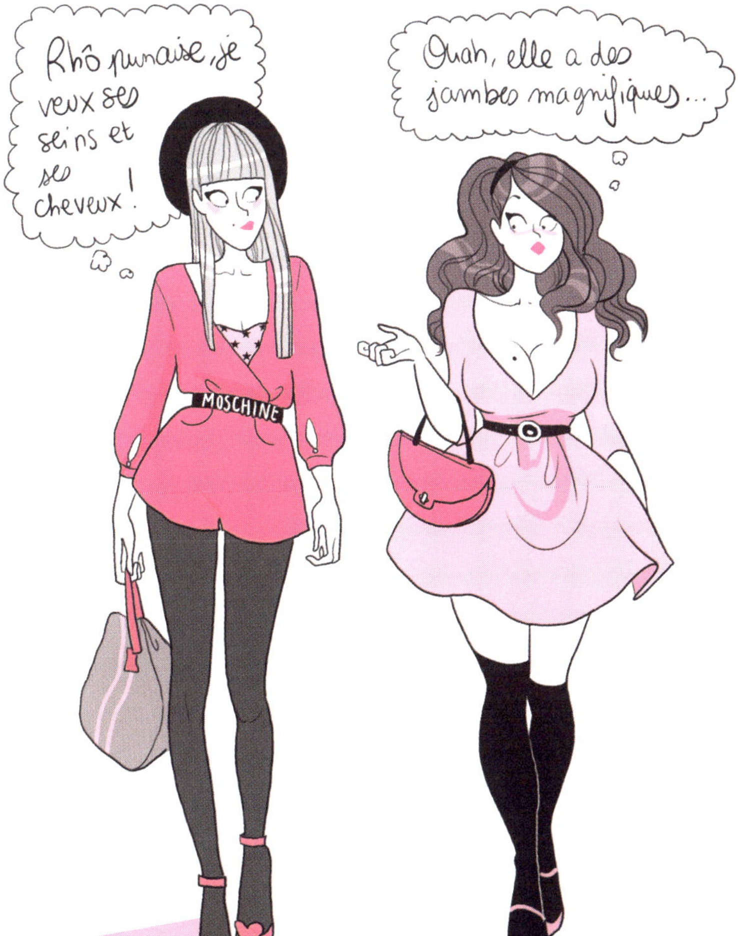
Rhô punaise, je veux ses seins et ses cheveux !
Ouah, elle a des jambes magnifiques…
MOSCHINE

Je dresse ici la liste de mes atouts

…………………………………

…………………………………

…………………………………

…………………………………

…………………………………

Recettes ultra vitaminées / beauté / riches en vitamines / pour un joli teint (wahou!)

Cocktail myrtilles bananes

Pour 2 personnes
• Préparation 10 mn

Ingrédients :
- 350 g de myrtilles surgelées
- 1 cs de jus de citron
- 2 bananes
- 2 cc d'édulcorant
- 4 glaçons
- 2 rondelles d'orange

Faire dégeler les myrtilles à température ambiante ou au four à micro-ondes. Les mixer avec le jus de citron et tamiser.

Mixer à nouveau le jus de myrtilles avec les bananes coupées en morceaux, incorporer l'édulcorant et mélanger. Servir dans 2 grands verres avec 2 glaçons. Pour décorer, inciser les rondelles d'orange et les planter sur le rebord du verre.

Soupe de kiwi légèrement citronnée

Pour 4 personnes
• Préparation 10 mn
• Cuisson 3 mn
• Réfrigération 1 heure

Ingrédients :
- 5 kiwis
- 2 citrons verts
- 4 cuillères à soupe de fructose
- 1 cuillère à café de cannelle en poudre
- 1 gousse de vanille
- 1 sachet de thé à la bergamote

Dans un récipient pour fou à micro-ondes, verser le fructose avec 30 ml d'eau, la cannelle, la gousse de vanille fendue en deux et grattée. Couvrir et cuire 3 minutes au four à micro-ondes à 900 W. Mélanger et mettre le sachet de thé à infuser. Laisser refroidir.

Éplucher les kiwis et les couper en gros cubes. Filtrer le sirop, ajouter les kiwis, presser les citrons et mixer le tout afind'obtenir un coulis bien vert. Réserver au frais pendant 1 heure.

Dresser dans de petits bols et décorer d'un brin de menthe.

La penderie *d'une sylphide*

Quelques petites astuces chiffon peuvent mettre en valeur ma silhouette !

J'élimine

- Les vêtements sacs sans forme, qui cachent tout et ne dévoilent rien ;
- Les pantalons clairs qui donnent trop de volume à mes cuisses ;
- Les jupes trop longues si je suis plutôt petite.

Je shoppe

- Des petits hauts en matière fluide (type viscose) qui suggèrent les courbes de mon corps ;
- Des chemisiers légers avec un grand décolleté si j'ai une jolie poitrine ;
- Des hauts laissant dépasser une épaule grâce à une encolure bateau si j'ai une petite poitrine ;
- Des pantalons ajustés de couleur sombre (mais j'éclaircis ma tenue avec un haut de couleur) ;
- Des pantacourts pour mettre en valeur mes chevilles si elles sont fines ;
- Des chaussures de forme légère : les ballerines permettent d'alléger toutes les silhouettes.

J'ai une poitrine importante

Les coupes qui me vont : des hauts très décolletés mais un peu longs, et des pantalons ajustés.

J'ai des hanches

Les coupes qui me vont : j'évite les coupes trop ajustées en haut, je préfère les robes et les jupes aux pantalons.

Ma taille est peu marquée

J'adopte les blouses fluides et les ceintures pour marquer la taille. Pour les pantalons, je préfère les coupes de type « bootcut ».

Un kinder ou un croissant ?

! Deux barres de chocolat kinder c'est plus petit en apparence, mais c'est tout aussi riche qu'un pain au chocolat.

Ma wish-list shopping (parce qu'on a bien le droit de s'encourager un peu)

....

....

....

....

23. *JE ME SENS SEULE AVEC MES KILOS*

Il est extrêmement difficile d'entreprendre un amincissement seule, et de tenir bon. Nous avons besoin d'être encouragée, soutenue ! Nous avons également besoin de faire part de nos doutes, de nos angoisses ou de nos moments de découragement. Alors, quelle est la meilleure solution pour moi ?

J'ai du mal à rester motivée, mais je manque de temps

Ma vie est à 100 à l'heure, j'ai des enfants en bas âge, j'ai du mal à trouver du temps pour moi : je peux me connecter sur Internet et partager, sur le site de Weight Watchers®, mes doutes et mes questionnements.

J'ai besoin de contact humain

Inscrivez-vous aux réunions Weight Watchers® et participez-y une fois par semaine. Une étude a montré que les personnes participant à ces réunions maigrissent de façon beaucoup plus durable. Vous pouvez aussi assister aux réunions dès que vous sentez que votre poids stagne et que vous vous découragez.

J'ai besoin de contact, mais je n'aime pas « déballer » mes impressions devant tout le monde

Vous pouvez vous inscrire avec une amie, décider de vous lancer dans l'aventure avec une copine. L'essentiel étant de ne pas rester isolée pendant toute la durée de votre programme.

Recette conviviale à partager entre amies
Flan d'endives au haddock

Pour 4 personnes
- **Préparation 25 mn**
- **Cuisson 45 mn**

Ingrédients :
- 1 kg d'endives
- 360 g de haddock
- 50 cl de lait écrémé
- 4 petits œufs
- 8 cc rases de gruyère râpé allégé
- Sel, poivre

Préchauffer le four à 210 °C (th.7). Éplucher les endives, les laver rapidement, les cuire à l'étouffée dans très peu d'eau salée. Bien égoutter.

Mettre le haddock dans une casserole d'eau froide non salée. Porter à ébullition puis éteindre le feu et laisser pocher 5 minutes. Bien égoutter et émietter assez grossièrement. Battre le lait avec les œufs, saler éventuellement et poivrer. Ajouter le haddock.

Disposer les endives dans un plat à four. Verser la préparation aux œufs et saupoudrer de gruyère. Faire cuire 40 minutes environ.

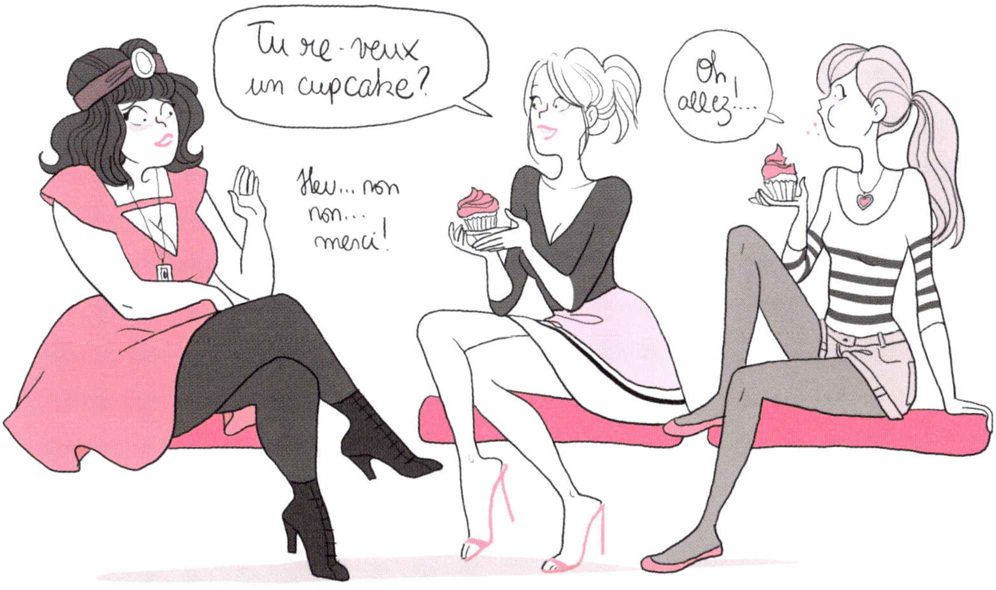
Tu re-veux un cupcake?
Heu... non non... merci!
Oh! allez!...

24. *JE STRESSE, DONC JE MANGE*

Si je notais toutes les actions que j'accomplis à chaque minute de ma journée (plusieurs à la fois de préférence), je saurais sans doute pourquoi je suis stressée : mes journées sont tellement remplies à bloc que j'ai tendance à me ruer sur le réfrigérateur dès qu'un moment de calme survient. Un peu de réconfort dans ce monde tourbillonnant…

Manger ne me détend pas

Au contraire, le fait de manger, lorsqu'une angoisse survient, accroît mon stress (que je tartine d'une bonne dose de culpabilité). Il va donc falloir que je trouve un autre moyen de me détendre…

Et si j'allégeais mes journées ?

J'ai choisi de ne pas travailler le mercredi pour m'occuper des enfants, mais cette journée marathon m'épuise. L'année prochaine, c'est décidé, je n'inscris pas les enfants à six loisirs différents répartis aux quatre coins de la ville.

Au bureau, je fais l'impasse sur la pause déjeuner pour rendre mon travail à l'heure alors que c'était franchement impossible, et mon boss, en guise de remerciement, me donne un délai encore plus court sur le dossier suivant : normal, puisque j'ai été capable de faire en deux heures ce qui aurait dû prendre une journée… et si je ralentissais ?

Et si je relativisais ?

Oui, la batterie de la voiture qui tombe en rade sur le parking du supermarché, c'est vraiment pas cool. Oui, la caissière qui pose le panneau « caisse fermée » sous mon nez sans même me regarder, c'est plus qu'agaçant. Alors, lorsque je rentre chez moi, je n'ai qu'une envie : tomber dans le paquet de Malteser.

Et si je me servais plutôt une tasse de thé sur la terrasse en repassant le fil de ma journée ? Cette caissière mal lunée, m'en souviendrai-je vraiment dans un mois ? Je pense que non…

Recette « instant de détente »
Thé vert glacé menthe melon

Pour 4 personnes

- **Préparation 10 mn**
- **Cuisson 3 mn**
- **Repos 2 h**

Ingrédients :

- 3 sachets de thé vert à la menthe
- 60 cl d'eau
- 1/2 cc d'édulcorant liquide de cuisson (facultatif)
- 1 petit melon
- 1 cs de menthe fraîche ciselée
- 4 glaçons
- 4 fraises

Placer les sachets de thé dans un pichet. Porter l'eau à frémissement puis la verser dans le pichet. Laisser infuser 3 minutes en remuant de temps en temps, puis retirer les sachets. Ajouter l'édulcorant liquide (facultatif), laisser tiédir puis faire refroidir 2 heures au frais.

Couper le melon en deux, enlever les pépins et les filaments, récupérer la chair et la mixer avec la menthe jusqu'à l'obtention d'une purée bien lisse. Ajouter peu à peu le thé, mixer à nouveau.

Mettre un glaçon dans chaque verre (choisir un modèle haut), verser le cocktail de thé au melon. Décorer avec une fraise. Servir avec une paille.

Le gâteau ou la mousse au chocolat ?

! La mousse mon capitaine ! Elle est environ 6 fois plus légère. Mais ce n'est pas une raison tout de même pour multiplier les portions !

Au dodo !

Le stress favorise les insomnies, et le manque de sommeil me donne des coups de pompe tels… que j'ai envie de grignoter sucré pour me rebooster.

Alors, comment faire pour mieux dormir ?

Je dîne léger et pas trop tard

En gros, j'évite le cassoulet vin rouge à 22 heures. Avec un tel régime, compter les moutons ne suffira pas pour m'endormir, à moins de finir la bouteille de rouge, ce qui est déconseillé…

Je fais comme quand j'allais à l'école

Je préparais toujours mes affaires sur la chaise, avec les chaussettes assorties à la culotte, et le cartable tout prêt à enfiler par les bretelles. Ainsi, j'avais l'esprit tranquille pour aller dormir. Avant de me coucher, je note sur un petit carnet tout ce qui est à faire, et je prépare ma journée du lendemain afin de m'assoupir l'esprit tranquille.

Je décide de manquer la saison 4 de *Secret Story*

D'abord, parce que les stars dans *Biba* elles disent toutes qu'elles n'ont pas la télé, et pourtant, elles ont l'air d'être franchement dans le coup. Ensuite, parce que je gagne deux heures de sommeil ou deux heures avec Robert (au fait, les galipettes ça favorise le sommeil… et ça brûle des calories !).

J'éteins mon portable et j'ouvre la fenêtre

C'est bien connu, on dort mieux dans un refuge de haute montagne que dans un open space. Pourquoi ? Parce que dans le refuge il y a de l'air, des étoiles, et pas une onde électrique pour venir troubler mon repos. Si ma chambre ressemble au rayon téléphonie-écran plat de chez Darty, il y a moins de chances pour que je m'endorme rapidement.

25. JE VEUX UNE JOLIE PEAU !

Lorsqu'on entame un programme minceur, il est possible de ressentir un certain relâchement au niveau de la peau. On peut la trouver fatiguée, terne, flasque. Pas de panique ! La peau est élastique ! De même que l'on ne conserve pas son ventre de grossesse après l'accouchement, notre peau va s'adapter peu à peu à notre nouvelle silhouette. Voici quelques astuces pour l'aider à se refaire une beauté.

Je me fais papouiller

Par mon chéri, par mon esthéticienne, en thalasso, avec des crèmes : l'essentiel, ce n'est pas le produit qu'on applique, mais la tonicité du massage et le bien-être qu'on en retire. Notre peau apprécie, et nous aussi !

Je bois beaucoup… d'eau !

Je pense à m'hydrater quotidiennement en buvant de l'eau minérale, des tisanes. L'élasticité de ma peau en dépend.

Je dis stop au Balisto

Et je limite mes apports en graisses et sucre. La cellulite adore se loger dans mes cuisses dès que je consomme des aliments trop chargés en sucres rapides.

Je marche au grand air

Rien de tel pour avoir de jolies jambes et un teint de jeune fille. Entre le bureau, la voiture et le métro, avouez qu'on manque un peu d'oxygène, non ?

Je croque des vitamines !

Mais pas en tubes ou en gélules ! Je croque dans un fruit, je consomme des légumes colorés à chaque repas. Ma grand-mère me le disait déjà : les carottes, ça fait les fesses roses. (Et Robert les adore !)

Je fais des économies

Inutile d'investir 200 euros dans une crème de nuit et encore 200 dans une crème de jour si je fume deux paquets de Gitane par jour… je commence par réduire ma consommation de cigarettes, mon teint sera plus frais, et mon porte-monnaie s'en portera beaucoup mieux !

Bien dans ma peau !

Les exercices ici proposés permettent de masser vos cuisses et votre ventre tout en douceur, au cas où Robert ne serait pas disponible au cas où vous n'auriez pas de Robert… sous la main.

Sur la moquette et les pâquerettes

1. Poussez la table basse du salon.
2. Poussez le chat qui dormait sous la table basse du salon.
3. Allongez-vous et étendez vos bras au-dessus de votre tête.
4. Selon l'espace dont vous disposez, roulez sur le côté puis sur l'autre. Cet exercice permet un massage général des tissus, un peu comme lorsque vous dévaliez en roulades les prés verts de Normandie dans votre tendre jeunesse. Vous avez toujours habité au-dessus du périph' ? Bon, dans ce cas, afin de bien réaliser cet exercice, imaginez Laura Ingalls dévaler la pente devant sa petite maison et sa petite prairie.

Pince-mi, pince-moi

! Sous la douche, pensez à achever votre instant de détente par un jet d'eau fraîche sur la poitrine et sur le ventre. Avec les mains, pincez doucement la peau de l'abdomen afin de la tonifier.

Bol de fruits et légumes à la feta

Pour 4 personnes

- **Préparation 10 mn**

Ingrédients :

- 1 botte de radis roses
- 50 g de jeunes pousses d'épinard
- 400 g de tomates cerises
- 4 tiges de persil plat
- 4 brins de ciboulette
- 1 oignon blanc
- 4 cc d'huile d'olive
- 1 cc de jus de citron
- 60 g de feta allégée
- Sel, poivre

Rincer et sécher les légumes et les fines herbes. Équeuter et détailler les radis en petits bâtonnets. Couper les tiges des feuilles d'épinard. Ciseler les herbes. Détailler l'oignon en fines rondelles.

Dans un saladier, mélanger l'huile et le jus de citron, saler et poivrer. Mettre les pousses d'épinard, les fines herbes et les rondelles d'oignon puis mélanger. Ajouter ensuite les tomates cerises et les bâtonnets de radis. Mélanger de nouveau.

Répartir la salade dans 4 bols. Détailler la feta en petits cubes et en décorer les salades. Donner un tour de moulin à poivre.

Croq'fraîcheur

Pour 4 personnes

- **Préparation 20 mn**
- **Réfrigération 1 h**

Ingrédients :

- 1/2 concombre, 2 carottes, 1 branche de céleri, 12 radis
- 4 cuillères à café de jus de citron
- 4 cuillères à soupe d'oignon blanc haché
- 4 cuillères à soupe d'herbes ciselées (ciboulette, persil, menthe)
- 4 pots de fromage frais 0%
- 8 bâtonnets de surimi
- huile d'olive
- sel, poivre

Mélanger l'huile, le jus de citron, l'oignon, l'ail, les herbes et le fromage frais en fouettant. Saler et poivrer. Répartir dans 4 coupelles. Filmer et réserver 1 heure au réfrigérateur.

Juste avant de servir, éplucher et tailler en bâtonnets le concombre, les carottes et la branche de céleri. Rincer et équeuter les radis.

Sur 4 assiettes de service, répartir les légules préparés en petits tas, pêle-mêle. Ajouter les bâtonnets de surimi. Accompagner d'une coupelle de sauce au fromage blanc : chaque convive trempera ses dips dans la sauce avant de les croquer.

Utiliser d'autres légumes tels que le chou-fleur ou des champignons coupés en lamelles.

26. COMMENT POURSUIVRE MON PROGRAMME EN PÉRIODE DE FÊTES

MMM ! la dinde aux marrons accompagnée de truffes au chocolat... MMM ! la bûche avec le petit Père Noël en plastique et le champignon en meringue... et patatras mes bonnes résolutions se font la malle... je fais comment pour limiter les dégâts ?

Je n'essaie pas de résister

Se contenter d'une salade verte tandis que tous les convives dégustent un bon chapon, ce n'est pas humain, c'est de la torture organisée. Surtout quand belle-maman en remet une couche et vous incite à goûter « au moins au foie gras fait maison ».

Je ne me ressers pas

Bon, d'accord, je peux manger comme les autres, mais je n'en prends qu'une seule fois, et je ne remplis pas mon assiette à ras bord, surtout si celle-ci est immense (normal, pour Noël on a sorti la jolie vaisselle).

Je lève le pied sur les assaisonnements

Des blinis, d'accord, mais on n'est pas obligé de poser la motte de beurre entre le saumon et le pain... un filet de jus de citron et une tranche de pain de seigle, ce serait parfait pour savourer le poisson...

Et si c'est moi qui invite...

Là, c'est plus facile, car je peux composer un menu de fête assez léger :

avec des fruits de mer, huîtres à volonté ! Je peux aussi proposer de petites portions sur un buffet et chacun pioche à sa guise. Vous pourrez ainsi limiter les dégâts.

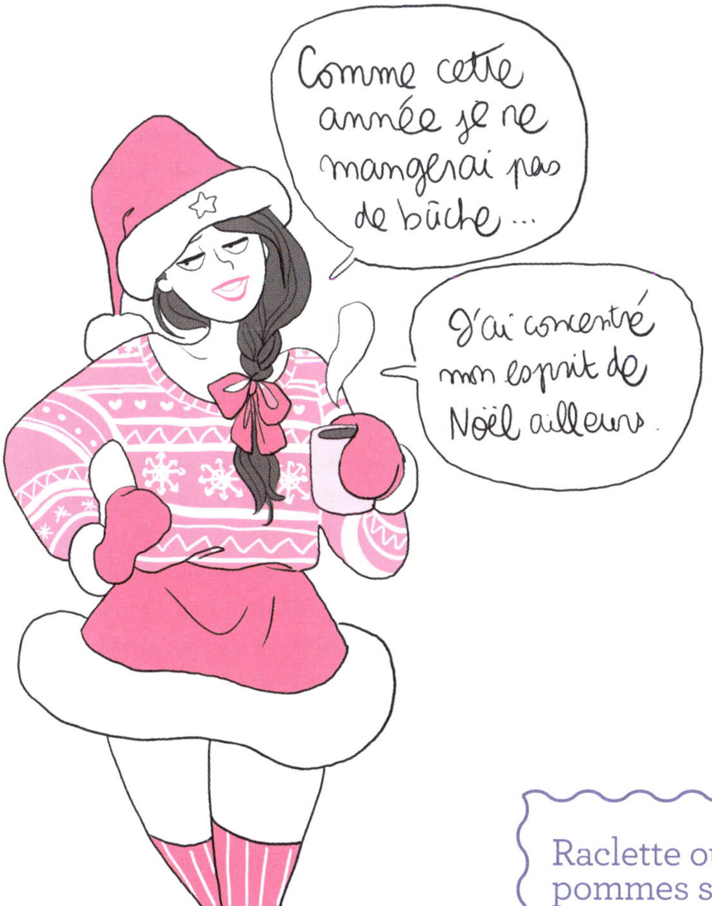
Comme cette année je ne mangerai pas de bûche...
J'ai concentré mon esprit de Noël ailleurs.

Raclette ou poulet rôti pommes sautées ?

! Le poulet rôti pommes sautées est environ deux fois moins riche qu'une portion de raclette.

Plat principal de fête

Filet de biche, beurre d'asperge

Pour 6 personnes

- **Préparation 20 mn**
- **Cuisson 20 mn**

Ingrédients :

- 600 g de fèves surgelées
- 60 g de beurre
- 400 g d'asperges en conserve (au moins 18 asperges)
- 900 g de filet de biche (ou 6 morceaux de 150g)
- 2 cc de farine
- Sel, poivre du moulin

Porter de l'eau salée à ébullition pour les fèves. Sortir le beurre du réfrigérateur. Faire chauffer les 6 assiettes de service dans un chauffe-plat ou bien au four préchauffer à 100 °C (th.3 ou 4). Égoutter les asperges au-dessus d'un récipient et laisser à température ambiante. Prélever 10 centilitres de jus de conservation et jeter le reste.

Mettre les fèves dans l'eau frémissante et faire cuire 20 minutes. Pendant ce temps, découper le filet de biche en 6 tranches épaisses. Préchauffer une poêle et la badigeonner au pinceau avec un peu de beurre prévu pour la sauce. Déposer les tournedos dans la poêle très chaude. Saisir d'un côté pendant 3 à 4 minutes suivant le goût de chacun. Retourner la viande, laisser cuire encore 3 à 4 minutes.

Préparer le beurre d'asperge : verser la farine dans une petite casserole et délayer progressivement avec le jus des asperges. Faire épaissir à feu très doux en remuant avec un fouet. Incorporer le beurre peu à peu sans cesser de remuer. Saler légèrement et poivrer. Égoutter les fèves, saler et poivrer la viande.

Dresser les assiettes : disposer les tournedos et les fèves sur les assiettes de service, décorer avec les asperges. Mettre un peu de sauce sur les fèves et la viande. Rincer la saucière à l'eau bouillante avant d'y verser le reste de beurre d'asperges et servir aussitôt.

Et d'abord c'est l'hiver, *et d'abord c'est l'été...*

Il y a toujours une bonne raison de trop manger... êtes-vous de celles qui, sans s'en rendre vraiment compte, ont tendance à passer d'une bonne occasion à... une bonne occasion sans vraiment de transition ? Pour le savoir cochez ci-dessous les affirmations qui semblent vous correspondre !

❑ 1. Le repas de Noël chez ma belle-mère, impossible d'y couper. Quant au jour de l'an entre amis, je n'allais pas me priver, tout de même.

❑ 2. Vendredi soir, on a fêté les 40 ans de Robert, et dimanche, on était invités chez les Du Parc. J'avoue, j'ai un peu forcé sur le rosé...

❑ 3. En février, on est partis au ski. Génial ! Sauf qu'entre la raclette et la tartiflette, j'ai enchaîné avec la fondue et les barres énergétiques...

❑ 4. Cet été, on a loué une maison pour 10 personnes au bord de la mer. Bon, on va pas trop faire de cuisine, de toute façon on trouve toujours quelque chose à grignoter dans les stations balnéaires.

❑ 5. À la kermesse de l'école, il y avait un super buffet préparé par toutes les mamans. Je me suis amusée à faire un test comparatif dégustatif entre toutes les quiches !

❑ 6. Quand on part en week-end (on a une maison de campagne, donc on part souvent), on s'arrête chez Mc Do, c'est pratique et ça plaît aux enfants.

VOUS AVEZ COCHÉ QUATRE OU CINQ AFFIRMATIONS ?

Vous croquez la vie à pleine dents, et vos week-ends sont bien remplis. Vous n'êtes pas isolée, vous avez plein d'amis, bravo ! Du coup, votre emploi du temps c'est... quelques jours de calme entre deux fêtes et 6 week-ends ! L'exceptionnel fait chez vous partie du quotidien, il faut donc rester vigilante tout en continuant à vous faire plaisir.

VOUS AVEZ COCHÉ DEUX OU TROIS AFFIRMATIONS ?

Vous semblez préférer les vacances au calme et les week-ends reposants. Si vous vous retrouvez en famille ou entre amis, vous pouvez vous faire plaisir avec modération, car l'exceptionnel ne fait pas, dans votre emploi du temps, partie de votre quotidien.

27. JE VIENS D'AVOIR UN BÉBÉ

J'ai eu deux enfants rapprochés et les kilos se sont accrochés. J'ai repris le travail, et, à part changer toute ma garde-robe, je ne vois vraiment pas comment effacer tous ces kilos.

Je n'oublie pas la rééducation
Avant toute chose, la rééducation du périnée est importante, car lorsqu'on tarde à la faire, c'est souvent une bonne excuse pour ne pas se remettre au sport. En effet, il est déconseillé de reprendre une activité physique tant qu'on n'a pas achevé sa rééducation. Alors on est tentée de laisser traîner un peu les choses...

Une fois ma rééducation achevée, je me bouge le popotin
On a super envie de rester lovée sur son bébé et de se cocooner sur le canapé, d'autant plus que les nuits sont courtes. Mais on peut profiter des sorties en poussette pour partir marcher à grands pas. Pendant le congé de maternité, c'est tout à fait possible, et c'est même recommandé.

On apprend à être patiente avec son corps
Il faut 9 mois pour faire un bébé, et pendant ces 9 mois, le corps se modifie en permanence, la prise de poids est normale et importante. On voudrait qu'au bout de 3 mois, notre silhouette retrouve sa sveltesse d'antan. Comptez au moins 9 mois pour faire la marche inverse et laisser au corps le temps de se retrouver.

On arrête d'acheter *Gala*
Ou *Paris-Match*... les revues sont pleines de photos people et de stars jeunes mamans. À peine 5 jours après l'accouchement, leur ligne fait déjà rêver. Sauf que... Photoshop est passé par là. Sauf que... la plupart de ces stars n'ont pas la même vie que la nôtre. Pendant qu'on vide le lave-linge tout en faisant chauffer le biberon du petit, elles sont en train de profiter de leur spa privé.

On mange simplement, mais modérément
Il nous suffit de reprendre un rythme régulier de repas, en évitant les excès et les grignotages. Notre corps saura retrouver sa ligne.

Recette riches en fibres et en calcium

Tomates farcies au tofu et au bleu

Pour 4 personnes

- **Préparation : 35 mn**
- **Cuisson : 1 h 25**

Ingrédients :

- 8 tomates bien rondes de taille moyenne
- 1 oignon jaune
- 2 œufs moyens
- 240 g de tofu nature
- 4 cc de gruyère râpé allégé
- 30 g de bleu d'Auvergne
- 3 cs de persil haché
- 3 cs de ciboulette
- 3 cc d'huile de pépins de raisin
- 160 g de boulgour cru
- Sel, poivre

Préchauffer le four à 160 °c (th 5). Laver les tomates, couper la partie supérieure et les évider en récupérant la chair. Saler l'intérieur et les laisser égoutter à l'envers pendant 20 minutes environ. Éplucher l'oignon puis l'émincer. Battre les œufs en omelette.

Écraser le tofu à la fourchette dans un saladier. Ajouter le gruyère, le bleu, le persil, la ciboulette, l'oignon émincé et les œufs battus. Saler et poivrer. Rincer les tomates et les éponger. Les remplir avec la farce au tofu, remettre les chapeaux et disposer les tomates dans un plat à gratin. Les faire cuire au four pendant 35 minutes environ.

Verser la pulpe des tomates dans une petite casserole. Ajouter l'huile, saler et poivrer. Laisser réduire pendant 15 minutes puis passer au chinois pour éliminer les graines. Faire cuire le boulgour 15 minutes à l'eau bouillante salée. Servir les tomates chaudes accompagnées du boulgour et du coulis de tomates.

Suggestion : vous pouvez aussi remplacer le bleu par du reblochon ou du comté.

Recettes riches en fer et calcium

Lentilles à la betterave et au chèvre

Pour 4 personnes

- **Préparation : 15 mn**
- **Cuisson : 30 mn**

Ingrédients :

- 450 g de betterave rouge
- 200 g de lentilles sèches du Puy
- 1 tablette de bouillon de légumes diluée dans 600 ml d'eau chaude
- 1 zeste de citron + jus de citron
- 2 csd'huile d'olive
- 100 g de fromage de chèvre frais
- 1 cc de ciboulette finement hachée
- Sel, poivre

Préchauffer le four à 220 °C. Déposer les morceaux de betterave sur une plaque à rôtir.

Les faire cuire pendant 30 minutes jusqu'à ce qu'ils soient tendres lorsqu'on les pique avec un couteau.

Pendant ce temps, placer les lentilles et le bouillon dans une casserole avec un couvercle et porter à ébullition. Laisser mijoter environ 25 minutes jusqu'à ce que les lentilles soient tendres.

Pendant ce temps, mettre le jus et le zeste de citron dans un grand bol. Peler et hacher les betteraves cuites et les ajouter au bol avec les lentilles cuites.

Enfin, ajouter l'huile, le fromage de chèvre, la ciboulette et assaisonner de sel et de poivre. Mélanger délicatement et servir chaud.

Spaghettis complets aux herbes et épinards

Pour 4 personnes

- **Préparation : 10 mn**
- **Cuisson : 10 mn**

Ingrédients :

- 240 g de pâtes crues
- 2 cc d'huile d'olive
- 400 g de pousses d'épinards
- 4 gousses d'ail
- 25 g de persil
- 4 cs de basilic
- 1 cs de thym
- 30 g de parmesan en copeaux
- Sel, poivre

Faire cuire les pâtes *al dente* dans un grand volume d'eau bouillante salée. Les égoutter puis les verser dans la casserole pour qu'elles restent au chaud.

Faire chauffer une poêle. Verser 1 cc d'huile d'olive puis mettre les épinards, l'ail, le persil, le basilic et le thym. Poursuivre la cuisson 1 minute sans cesser de remuer pour que les herbes et les épinards flétrissent légèrement et soient chauds. Récupérer le jus de cuisson et le mélanger aux pâtes avec 1 cc d'huile d'olive.

Répartir dans des bols individuels, déposer un peu de parmesan sur chaque part avant de servir.

Ma gym douce *après bébé*

Bien entendu, les exercices proposés ci-dessous doivent être réalisés avec l'accord préalable de votre médecin. Il n'est pas recommandé de pratiquer un sport si vous n'avez pas réalisé votre rééducation postnatale.

Aspirateur à nombril

Cet exercice permet de reprendre possession des sensations que l'on peut avoir autour de la taille, et de se remuscler tout en douceur.

1. Positionnez-vous de profil par rapport à une glace, et redressez vos épaules. Basculez le bassin en avant de façon à obtenir une ligne du dos extrêmement droite.
2. Respirez normalement, puis bloquez votre respiration et essayez de coller votre nombril sur la colonne vertébrale.
3. Relâchez, puis répétez l'exercice une dizaine de fois.

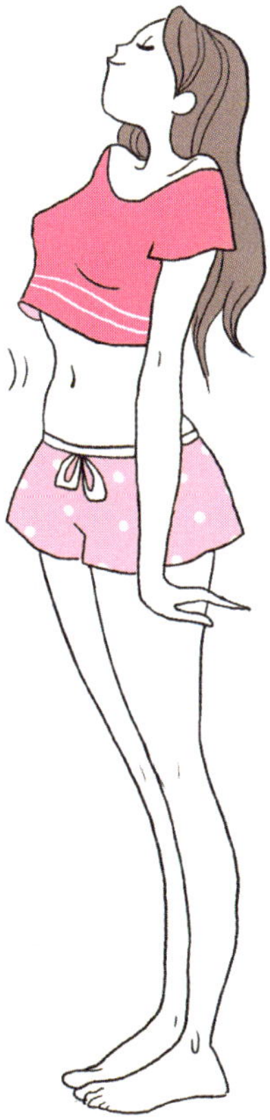

La danse du ventre

1. Asseyez-vous sur vos genoux, puis redressez-vous, bras tendus vers le haut pour donner le plus d'ampleur possible à votre dos.
2. Basculez les fesses vers la droite, et asseyez-vous à droite de vos jambes.
3. Relâchez, puis redressez-vous à nouveau de façon à revenir au centre.
4. Asseyez-vous sur le côté gauche, et ainsi de suite.

Répétez dix fois, soufflez, puis reprenez dix fois.

Attention : ne pratiquez pas cet exercice si vous avez les genoux fragiles.

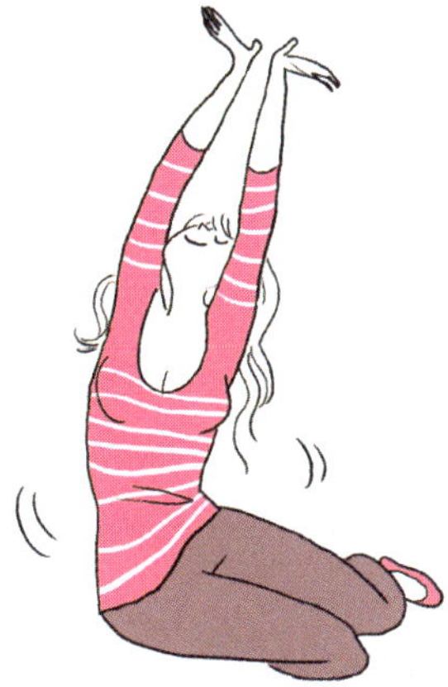

28. *MA VIE D'AVANT... WEIGHT WATCHERS®*

Avant, ma vie était un long parcours du combattant, d'une salade verte à une autre, d'un blanc de poulet à un blanc d'œuf...

Dans ma vie d'avant, j'étais au régime

Aujourd'hui, j'ai entamé un programme alimentaire Weight Watchers®. J'ai redécouvert l'équilibre, et le bonheur de manger de tout.

Dans ma vie d'avant, je comptais mes calories à la virgule près

Aujourd'hui, je dose raisonnablement mon assiette, et mes menus.

Dans ma vie d'avant, je prenais ma voiture pour aller chercher le pain

Aujourd'hui, le port de mes stilettos et la quête de la baguette, c'est aussi important que le défilé sur les podiums.

Dans ma vie d'avant, je regardais *Desperate housewives* affalée sur le canapé

Aujourd'hui, je regarde toujours *Desperate*, mais sur le tapis, avec les gambettes qui font du vélo en l'air.

Dans ma vie d'avant, je mangeais de la salade verte assaisonnée d'un peu de mâche au déjeuner, et je buvais du thé vert accompagné de plusieurs barres chocolatées pour éliminer la salade et la mâche

Aujourd'hui, je mange aux repas de vrais aliments que mangent les vrais gens de la vraie vie : des pâtes, de la viande, des fruits, des légumes, et même des pommes de terre !

Dans ma vie d'avant, je changeais de trottoir quand je voyais une boulangerie, parce que je pensais vraiment que la vue d'un éclair au café allait me faire grossir

Aujourd'hui, je suis copine avec la boulangère (elle a remarqué mes stilettos), parce que je vais tous les dimanches m'offrir un bon gâteau !

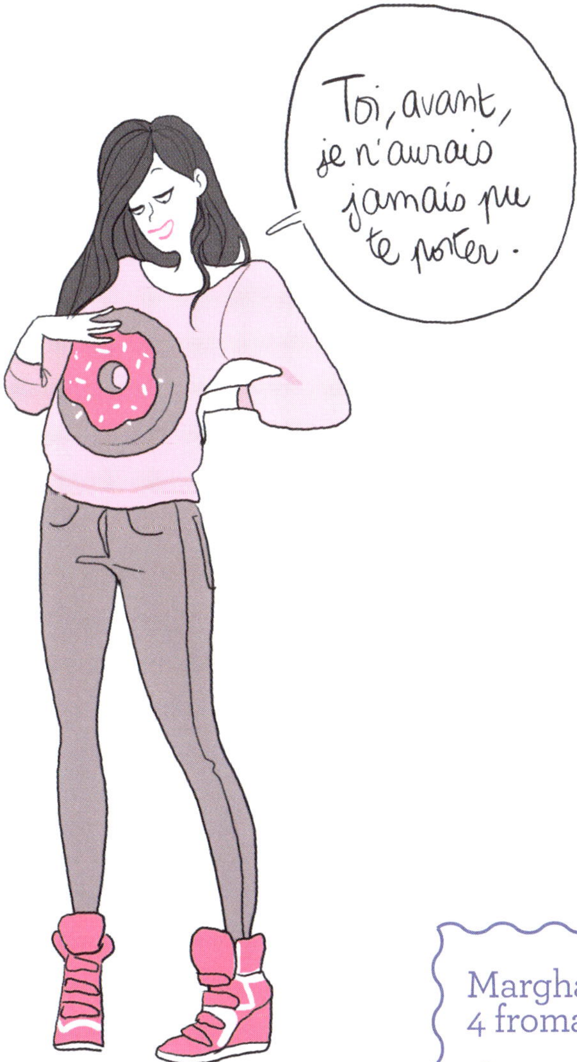

Margharita ou 4 fromages ?

! Margharita ! A taille de pizza égale, la 4 fromages sera environ deux fois plus riche !

Recettes pour épater les copines

Spéculoos glacé

Pour 4 personnes

- **Préparation 15 mn**
- **Cuisson 40 mn**
- **Repos 24 h**

Ingrédients :

- 150 g de lait concentré demi-écrémé non sucré à 4%
- 100 g de spéculoos(14 à 15)
- 100 g de lait concentré sucré
- Le jus de 1/2 citron

La veille du repas, mettre le lait concentré non sucré au réfrigérateur. Au moment de la préparation, mixer les biscuits dans un robot puis mélanger avec le lait concentré sucré et le jus de citron. Réserver.

Battre le lait écrémé non sucré dans le robot jusqu'à épaississement puis l'ajouter à la préparation précédente. Lorsque l'appareil (le contenu) est bien homogène, le verser dans les alvéoles d'un moule en silicone. Mettre au congélateur au moins 24 heures avant de déguster.

Mignonnette de porc aux pruneaux

Pour 4 personnes

- **Préparation 10 mn**
- **Cuisson 10 mn**

Ingrédients :

- 300 g de filet mignon de porc
- 4 cuillères à café de moutarde à l'ancienne au vin blanc
- 1/2 cuillère à café de curry
- 12 pruneaux dénoyautés
- sel, poivre
- 2 carottes
- 20 cuillères à café de crème fraîche à 8%

Préchauffer le four à 180°C (th. 6).

Couper le filet mignon en 8 petites noisettes.
Les recouvrir de moutarde.

Peler et détailler les carottes en bâtonnets assez fins.

Préparer 4 feuilles de papier d'aluminium. Dans chacune, déposer quelques bâtonnets de carotte, 2 noisettes de porc et 3 pruneaux. Saler, poivrer, saupoudrer de curry et ajouter 5 cuillerées à café de crème fraîche. Fermer les papillotes hermétiquement en forme d'aumônière puis enfourner pour 10 minutes.

Servir avec des tagliatelles.

Les abdos *de la Castafiore*

Je suis une Diva, moi, madame ! Je respire par le ventre ! Et je consolide ma ceinture abdominale l'air de rien ! Je peux pratiquer cet exercice dans l'autobus, chez le médecin, dans la salle d'attente, en voiture, pendant que Robert m'explique comment le Coyotte dernier cri qu'il a installé dans la voiture est capable de reconnaître le képi du gendarme caché derrière le pont. Comme c'est technique, et pas du tout passionnant, j'ai largement le temps de faire mon exercice et de solliciter mes abdos !

1. **Je respire à fond,** mais au lieu d'étendre toute la capacité de mes poumons, je gonfle le ventre autant que je le peux (je déboutonne mon pantalon si je ne porte pas un taille basse).

2. **Je bloque ma respiration deux secondes,** puis je souffle profondément en poussant sur les muscles de mon ventre pour que ceux-ci expulsent l'air présent dans mes poumons. Robert pense avec son Coyotte, et moi, je respire par le ventre.

3. **Important :** la durée d'expulsion de l'air présent dans mes poumons doit être deux fois plus long que la durée de l'inspiration. Plus l'expiration est longue, et plus l'exercice nous permet de remodeler nos abdos en profondeur tout en expulsant le stress de la journée (et le stress de Robert).

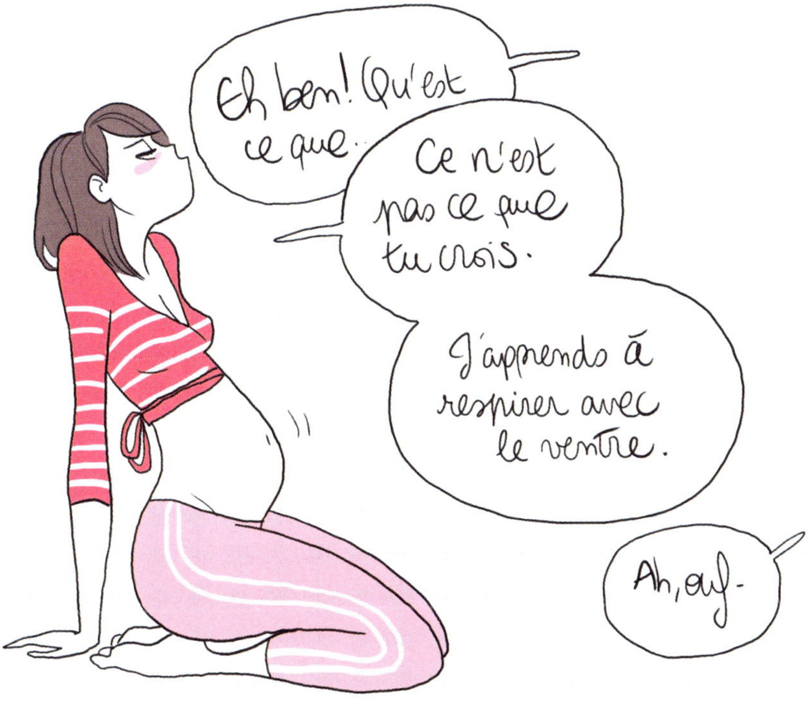
Eh ben ! Qu'est ce que...
Ce n'est pas ce que tu crois.
J'apprends à respirer avec le ventre.
Ah, ouf.

29. *JE REPÈRE LES FBI : LES FAUSSES BONNES IDÉES !*

« J'ai entendu dire que... une amie d'une copine d'une connaissance a perdu 30 kg en consommant des pépins de banane... J'ai entendu récemment qu'en mangeant uniquement des côtelettes d'agneau... »
Savez-vous repérer les fausses bonnes idées ?

FBI n° 1 : je vais consommer uniquement des aliments qui font maigrir

Pourquoi c'est pas une bonne idée : parce que les aliments qui font maigrir n'existent pas ! Les mange-graisses et les tue-sucres n'existent pas !

FBI n° 2 : pour maigrir, il faut absolument que j'arrête de manger du pain

Pourquoi c'est pas une bonne idée : parce que le pain est un féculent comme les autres, et qu'il n'est pas nécessaire de supprimer un aliment pour mincir : il suffit de le consommer raisonnablement. Bon, d'accord, on évite de manger ses spaghettis avec une tranche de pain...

FBI n° 3 : il n'y a qu'en mangeant des protéines qu'on maigrit

Pourquoi c'est pas une bonne idée : parce que notre organisme, pour être en bonne santé, a besoin de lipides, de glucides, de protéines, de vitamines, bref, comme vous n'êtes pas une lionne (à part quand un inconnu cherche à parler à votre fils de 4 ans au bac à sable), il est important de manger de tout pendant votre programme alimentaire pour ne pas reprendre tous les kilos perdus aussi vite que vous les avez perdus (vous me suivez?)

FBI n° 4 : comme je me suis mise au sport, je peux manger plus

Pourquoi c'est pas une bonne idée : le sport et l'activité physique sont indispensables au cours de votre programme. Mais attention ! Il est tout aussi important d'alléger vos repas !

FBI n° 5 : si je mange uniquement des légumes verts, et rien que des légumes verts, je vais fondre

Pourquoi c'est pas une bonne idée : parce que vous n'êtes pas un lapin, et, par conséquent, vous allez tenir deux jours grand maximum, et ensuite, vous craquerez sur 6 Bounty et 2 Mars.

Le faux bon choix

! Je vais manger au fast-food, mais pas de panique, je prendrai une salade… mais une Cæsar salade au poulet…et à la sauce…cette salade prise dans un fast food peut être plus riche qu'un cheeseburger.

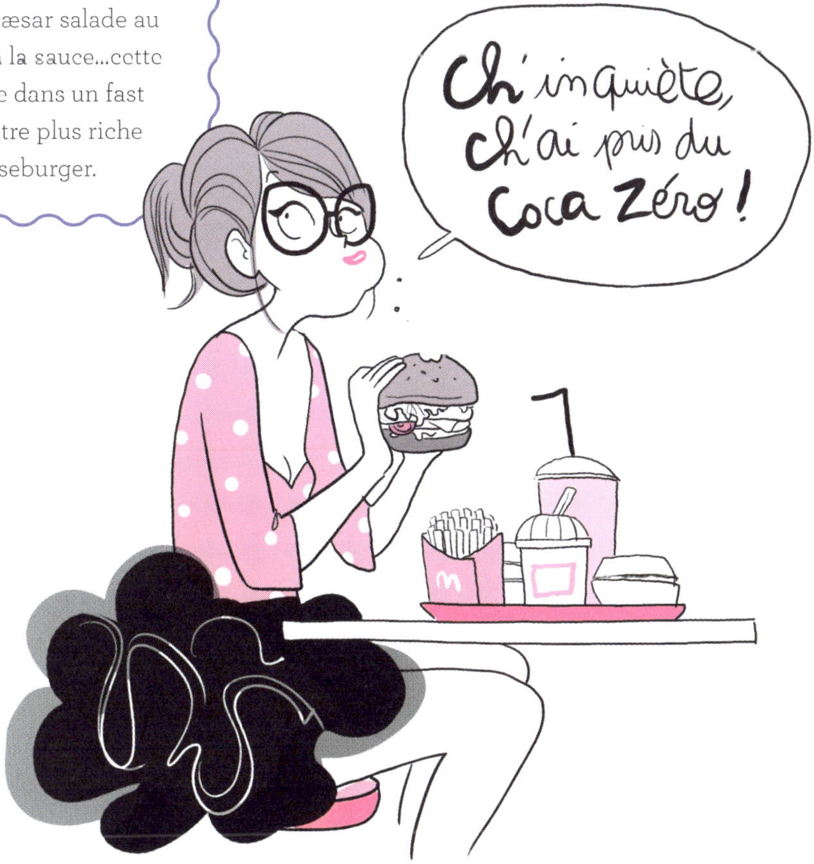

Recette
Taboulé printanier

Pour 1 personne
- **Préparation 15 mn**
- **Repos 1 h**

Ingrédients :
- 80 g de semoule à couscous crue
- 1 petite tomate
- 1 petit morceau de concombre
- 4 radis
- 1 cc d'huile d'olive
- 1 cc de jus de citron
- 1 cs d'oignon rose haché
- 1 cs de menthe surgelée

Mettre la semoule dans une tasse pour la mesure. Mesurer la même quantité d'eau chaude. Verser la semoule dans un petit saladier, couvrir d'eau chaude, saler et laisser gonfler.

Ébouillanter et peler la tomate, la couper en deux et la presser pour éliminer les pépins, couper la chair en dés.

Hacher finement le concombre et les radis. Verser l'huile sur la semoule puis l'égrener. Ajouter le jus de citron, les dés de légumes, l'oignon et la menthe. Poivrer. Mélanger et réserver au frais pendant au moins 1 heure avant de déguster.

Les FBI *du sport*

Je veux du muscle, je veux des kilos en moins, et tout de suite ! À vouloir aller trop vite, on risque surtout de se faire mal... Gare aux fausses bonnes idées.

Les abdos à outrance avec les pieds coincés sous un meuble

Pourquoi c'est pas une bonne idée : Vous voulez des abdos en béton, et vous levez votre buste 200 fois tous les soirs en tirant maladroitement sur vos lombaires. Vous risquez de vous faire très mal au dos. Si vous voulez faire des séries d'abdos, vérifiez toujours que votre dos est posé à plat sur le sol. Pour cela, repliez toujours vos jambes. Les abdos seront plus doux, les résultats peut-être moins rapides, mais ils seront sans danger.

Les grands levers de jambe

Une deux, une deux, je lève mes jambes devant moi pour muscler mon fessier. Mon dos se tord, mes genoux plient... Pourquoi c'est pas une bonne idée : je risque surtout une belle déchirure musculaire. Pour accomplir ce genre d'exercice, mieux vaut être très échauffée.

40 longueurs de bassin à fond les ballons

Allez, 40 longueurs à fond, et j'ai fait mon sport de la semaine... Pourquoi c'est pas une bonne idée : dans l'eau, on oublie souvent qu'il est tout aussi important de s'échauffer que sur terre... en nageant la brasse, vous risquez de vous faire très mal aux ligaments des genoux. Commencez 10 longueurs doucement, puis augmentez la vitesse.

Le jogging en converse (ou en tong)

On part courir avec une copine sans avoir la tenue adéquate. Pourquoi c'est pas une bonne idée : Aïe ! Mon dos ! Ouille mes genoux ! Avant de démarrer la course à pied, équipez-vous de chaussures adaptées !

La rando à 14 heures en Corse

Comme ça je vais transpirer plus.... Pourquoi c'est pas une bonne idée : transpirer n'a jamais fait maigrir personne. À part une insolation et un bon mal de tête, vous risquez surtout de garder un très mauvais souvenir de la marche à pied.

30. JE LOUPE-ZAPPE TOUJOURS LA STABILISATION

C'est plus fort que moi : dès que j'ai atteint mon poids idéal, il me pousse deux petites ailes, et je reprends de mauvaises habitudes alimentaires. L'aiguille de la balance penche à nouveau, peu à peu, vers la droite... Voici les 4 attitudes à éviter pour réussir à stabiliser votre poids.

Je vais maigrir plus que prévu, histoire d'avoir une petite réserve

Surtout pas ! Si vous avez atteint votre poids de forme, ne contraignez pas votre organisme à maigrir plus afin d'avoir « une marge » : vous allez regrossir très vite dès que vous ne ferez plus attention.

J'ai stabilisé mon poids pendant 15 jours, c'est suffisant

Pas du tout ! Il faut au minimum 6 semaines pour que votre poids se stabilise. Courage ! Qu'est-ce que 6 semaines, au regard de votre silhouette définitivement svelte ?

Chez Weight Watchers®, on me conseille de manger juste un peu plus pendant la phase de stabilisation, je ne vais pas le faire, comme ça je mettrai toutes les chances de mon côté

C'est faux ! Pendant la phase de stabilisation, il faut suivre les conseils de l'animatrice et s'autoriser par exemple plus de viande, de poissons gras... l'objectif n'est pas de maigrir encore, mais de se stabiliser.

J'ai suivi les recommandations, et pourtant je continue à perdre du poids depuis une semaine, c'est cool, je vais pouvoir manger plus !

Il est assez fréquent de continuer à perdre un peu de poids au cours de la première semaine de stabilisation. Cependant, si vous avez perdu plus de 500 g, peut-être êtes-vous encore resté en mode « amaigrissement ».

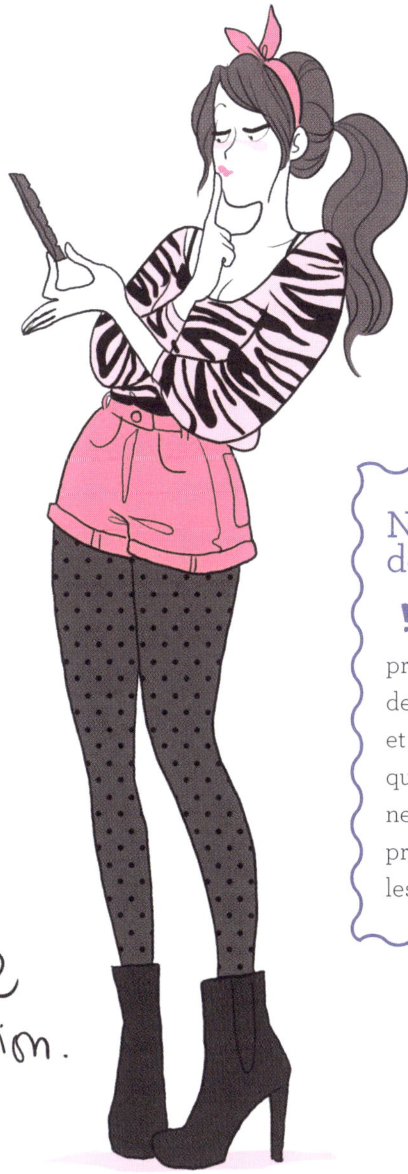
Cette barre chocolatée va-t-elle annuler ma récente bonnassitude?
Ou va-t-elle m'aider à me stabiliser?
Mmh, je penche pour la stabilisation.

Nem ou rouleau de printemps ?

! Rouleau de printemps ! Il est deux fois moins riche, et en plus, on n'en prend qu'un seul. Tandis que les nems sont généralement proposés par 3 dans les menus.

Recettes pour grands et petits

Croquettes au boulgour

Pour 4 personnes

- **Préparation 12 mn**
- **Cuisson 20 mn**

Ingrédients :

- 75 g de boulgour
- 2 échalotes
- 300 g de steak haché 15%
- 4 cs de persil haché + 1 brin entier
- 4 cc d'huile de tournesol
- Sel, poivre du moulin

Faire cuire le boulgour 12 minutes dans deux fois son volume d'eau bouillante salée. Émincer les échalotes. Mélanger le boulgour cuit avec le steak haché, les échalotes et le persil. Façonner 8 boulettes de même taille. Dans une poêle antiadhésive, faire chauffer l'huile à feu moyen et faire dorer les boulettes sur toutes leurs faces pendant 2 à 3 minutes. Prolonger la cuisson à feu doux pendant 5 minutes. Servir les croquettes avec des piques en décorant avec un brin de persil.

Accompagner de poivrons rouges grillés et de salade.

Tortillas au poulet

Pour 4 personnes

- **Préparation 20 mn**
- **Cuisson 20 mn**

Ingrédients :

- 150 g de blanc de poulet
- 4 tortillas de blé souples
- 40 g de guacamole
- 3 cuillères à café d'huile d'olive
- sel, poivre
- 4 endives

Emincer les endives et les mettre dans une sauteuse avec 2 cuillères à café d'huile. Les laisser fondre pendant 15 minutes.

Détailler le blanc de poulet en lamelles et les faire sauter avec le reste d'huile pendant 6 minutes. Saler, poivrer.

Faire chauffer les tortillas au four à micro-ondes puis les tartiner de guacamole. Répartir la fondue d'endives puis les lamelles de poulet et les rouler. Déguster aussitôt.

Guacamole maison : mixer 1 avocat, 1 tomate pelée évidée, 2 échalotes, du jus de citron vert. Saler, poivrer.

Et après *la stabilisation ?*

Bon, une fois mince et stabilisée, je fais comment pour le rester ?

Je m'achète un jean sans élasthanne

À la bonne taille, celle de mon poids de forme. Je ne deviens pas une accro de la balance, mais je porte mon jean « repère » une fois par semaine. Si j'ai du mal à le fermer, il est temps de lever le pied.

Je bouge !

Je n'arrête surtout pas le sport, et je reste active, tout particulièrement après un repas de gourmet chez des amis.

Je ne grignote pas, et je fuis les distributeurs de barres chocolatées

En trois petites bouchées, hop, hop, hop, les kilos réapparaissent.

Je ne reste pas isolée

Au moindre doute, et en cas de reprise de poids, je peux me rendre à une réunion Weight Watchers® afin de trouver une solution adaptée. Je ne laisse surtout pas un ou deux petits kilos s'installer !

Je conserve une ancienne photo de moi affichée sur le frigo

Ça, c'était moi dans ma vie d'avant. Aujourd'hui, je suis tellement différente, que je ne reviendrais pour rien au monde à mon poids antérieur.

Je me fais plaisir !

Je fais du shopping, je renouvelle ma garde-robe afin de mettre en valeur ma nouvelle silhouette : j'oublie les robes sacs et les pulls cache-tout dans lesquels je peux dissimuler les kilos en trop.

31. *C'EST TOUT LE TEMPS LA FÊTE !*

Les cacahuètes, les chips, le champagne, on dit toujours qu'on peut en profiter, mais seulement une fois de temps en temps... D'accord, mais qu'est-ce que ça veut dire ?

Il y a l'anniversaire de Roger, l'EVJF d'Évelyne, le baptême de Kevin, Noël, Pâques, la crémaillère de Sylviane et le traditionnel pot de départ de l'allée 17 du camping Beau Rivage..., alors il faut être réaliste, les cacahuètes, les chips et le champagne font souvent partie du menu. Donc concrètement, pour parer à l'invasion de la chips, je fais comment ?

J'invite, je reçois !

Oui madame, c'est décidé, chez moi, ça va devenir *« ze place to be »*, l'endroit le plus en vogue de Melun Nord – ou de Limoges Sud. Je reçois à toute heure, chaque mois de l'année, et même au camping Beau Rivage, tout le monde connaît mon mobile home : le numéro 37 de l'allée 17.

Et pourquoi devenir l'Inès de La Fressange de la rive est de Tulle ? Tout simplement parce que grâce à cette petite astuce mondaine, je maîtrise la chips. Bien sûr, j'en prévois un petit bol, histoire de ne pas me tailler une réputation trop « crudités à volonté » parmi mes amis. Mais comme les enfants font la razzia dessus dès leur arrivée, j'éradique *illico* la tentation. En bonus, je fais plein d'heureuses, parce que je vais vite m'apercevoir que je ne suis pas la seule à slalomer entre les cacahuètes pour garder la ligne, et certaines de mes copines sont réellement soulagées à la vue de la tomate cerise qui trône sur la table.

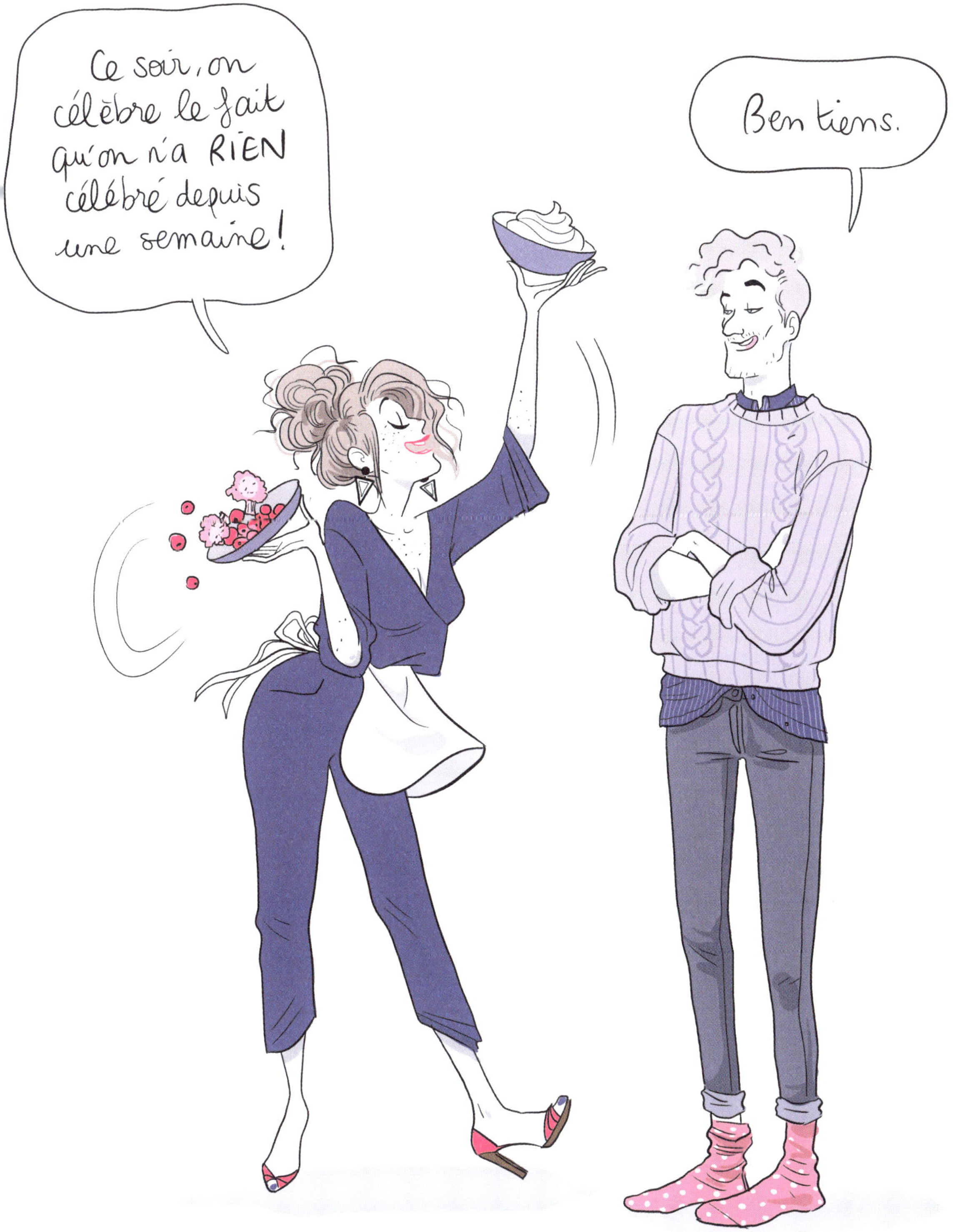
Ce soir, on célèbre le fait qu'on n'a RIEN célébré depuis une semaine !
Ben tiens.

Je propose des boissons légères *et* festives

Vous avez remarqué ? Si, dans une soirée, vous annoncez que vous ne buvez pas d'alcool, la maîtresse de maison vous retire direct la jolie coupe de champagne et vous propose un pauvre verre d'eau dans un verre à moutarde Schtroumpfette ou Reine des Neiges ou, à la limite, un mauvais nectar de fruits bourré de sucres, toujours dans un verre à moutarde.

Chez vous, proposez plutôt une alternative savoureuse afin de ne pas finir pompette après quatre coupes de champagne très caloriques... Quatre heures avant l'arrivée de vos invités, découpez quelques fruits frais : pastèque, citron, fraise... à votre goût, dans un grand bocal à cornichons ! Remplissez le bocal d'eau minérale, puis placez le tout au réfrigérateur ; 4 heures plus tard, versez l'eau dans une jolie bouteille, elle se sera imprégné du parfum des fruits. Enfin, décorez votre bouteille de façon à attirer le regard de vos convives : la bouteille rose, ce sera la bouteille à la fraise, la verte, de l'eau parfum kiwi ! Servez frais dans un joli verre à pied.

Vous pouvez aussi mixer les fruits et les proposer en verrines sur votre buffet. Effet chic et rafraîchissant garanti !

Je prépare des grignotages qui calent bien

Les tomates cerises à volonté, les bâtonnets de carottes à trempoter dans une sauce au yaourt, c'est très bien, mais ça présente un inconvénient majeur : ça ne cale pas. Par conséquent, vers 20 heures 30, on finit souvent par craquer sur la dernière poignée de cacahuètes ou on noie son désespoir dans une énième coupe de champagne. On mise donc sur les protéines pour accompagner les légumes. On peut proposer :

- des bâtonnets de surimi si on est paresseuse ou si on n'a pas le temps ;
- de petits morceaux de jambon blanc enroulés et piqués sur un cure-dent ;
- de petits morceaux de jambon cru enroulés autour d'un morceau de pruneau et piqués sur un cure-dent ;
- quelques dés de blanc de dinde marinés dans un jus de citron avec des pousses d'estragon. On les découpe en petits morceaux, on les fait revenir à la poêle avec un filet d'huile d'olive et on les place dans un saladier. Les convives (et vous-même !) pourront les picorer.

Et le saucisson ?

Aïe, ouille, le saucisson ! S'il est prédécoupé, il sera très difficile d'y résister. On va déjà en manger la moitié à la découpe et l'autre moitié en discutant avec Josiane. On ne peut pourtant pas en priver tout le monde... Donc, on le sert façon « Je rentre de Lozère » et je suis une fille simple : sur une planche en bois, avec un joli couteau. Et puis, lorsque les convives arrivent, on trouve un bon gars et on bat du cil... « Christophe, tu veux bien t'occuper du saucisson ? » Il va dire oui, parce qu'un homme, ça ne refuse jamais de couper le saucisson, de s'occuper du barbec' ou d'ouvrir les bouteilles de vin. Ensuite, c'est mathématique : une tranche de saucisson, c'est long à découper et c'est très vite avalé. Il y aura donc toujours un invité qui passera par là pour vous éviter de sombrer dans la charcuterie. Le tour est joué, et ce soir, Christophe, noble habitant du mobile home 36 de l'allée 17, se sent hyperutile. Fier de sa soirée, il reviendra, sans savoir à quel point il vous a aidée à suivre votre programme alimentaire.

Recettes légères et gourmandes

Bûche glacée miel, cassis, chocolat

Pour 8 personnes

- **Préparation 30 mn**
- **Cuisson 30 s**
- **Repos 2 h 40**

Ingrédients :

- 50 g de miel de votre choix
- 600 g de faisselle nature 0 %
- 1 gousse de vanille
- 180 g de cassis frais ou surgelé
- 150 g chocolat noir à 40 % de cacao

Faire tiédir le miel au four à micro-ondes (30 secondes à 600 W). Bien égoutter la faisselle et la mélanger avec le miel. Gratter la gousse de vanille et l'ajouter au mélange. Placer au congélateur 40 minutes.

Pendant ce temps, laver et égoutter le cassis, en garder quelques grains pour la présentation. Mélanger la glace au fromage blanc et miel. Verser la moitié dans un moule à cake de 24 cm. Répartir les grains de cassis par-dessus et recouvrir avec le restant de glace. Placer 2 heures au congélateur.

Faire fondre le chocolat au bain-marie. Démouler la bûche glacée, recouvrir de chocolat fondu. Décorer de cassis le dessus de la bûche. Servir immédiatement.

Gâteau de Pâques façon tiramisu tout choco

Pour 12 personnes

- **Préparation 20 mn**
- **Repos 12 h**

Ingrédients :

- 3 œufs
- 2 cc de chocolat en poudre sucré
- 200 g de fromage blanc nature 0 %
- 6 cc de cacao amer en poudre
- 350 ml d'eau
- 42 biscuits à la cuillère

Séparer les jaunes d'œufs des blancs. Dans un récipient, mélanger les jaunes avec le chocolat en poudre sucré et le fromage blanc jusqu'à obtenir une préparation bien lisse. Monter les blancs d'œufs en neige fermement et les incorporer délicatement à la préparation avec une spatule.

Mélanger 4 cuillerées à café de cacao en poudre avec 350 ml d'eau tiédie. Dans un moule à cake filmé de 24 cm de long, déposer des biscuits, à peine trempés dans l'eau chocolatée, dans le fond et sur les bords. Verser ensuite une couche de crème, puis une nouvelle couche de biscuits trempés, de nouveau de la crème, et finir par les biscuits.

Laisser prendre au réfrigérateur au minimum 12 heures. Au moment de servir, démouler délicatement et saupoudrer avec le reste de cacao amer. Décorer avec un joli ruban et servir sans attendre.

32. RESTER AUSSI FINE QU'UNE CRÊPE

Les fêtes de fin d'année à peine terminées, voici venir le jour de la Chandeleur, coincé entre la digestion de la bûche et l'arrivée prochaine des œufs de Pâques... et ça va être difficile d'y échapper !

Contrairement à la dinde de Noël qui ne fait son apparition qu'entre le 24 et le 31 décembre, la crêpe party s'étend bien au-delà du jour même de la Chandeleur... D'ailleurs, on n'a qu'une vague idée de la date sur le calendrier. Mais ce dont on est sûr, c'est que les crêpes, on les adore et qu'on compte bien en profiter pour inviter des copines, régaler nos enfants et se faire inviter à notre tour ! Bref, comme on ne peut pas y résister, alors on va se laisser tenter, mais en toute légèreté.

Voici notre plan de guerre !

C'est lourd, une crêpe ?

Bonne nouvelle : une crêpe, juste une petite crêpe sans garniture à l'intérieur, ce n'est pas très lourd ; c'est à peine aussi riche que deux biscottes. En revanche, vous l'aurez compris, ce qui va faire la différence, c'est ce qu'on y met dedans et... la quantité de crêpes qu'on est capable d'enfourner.

Voici quelques petites astuces pour vous régaler tout en restant raisonnable :

- pour votre crêpe salée, préférez une galette de blé noir. Grâce à la farine de sarrasin, elle sera bien rassasiante et vous pourrez ainsi vous contenter sans vous priver d'une seule en guise de plat principal ;

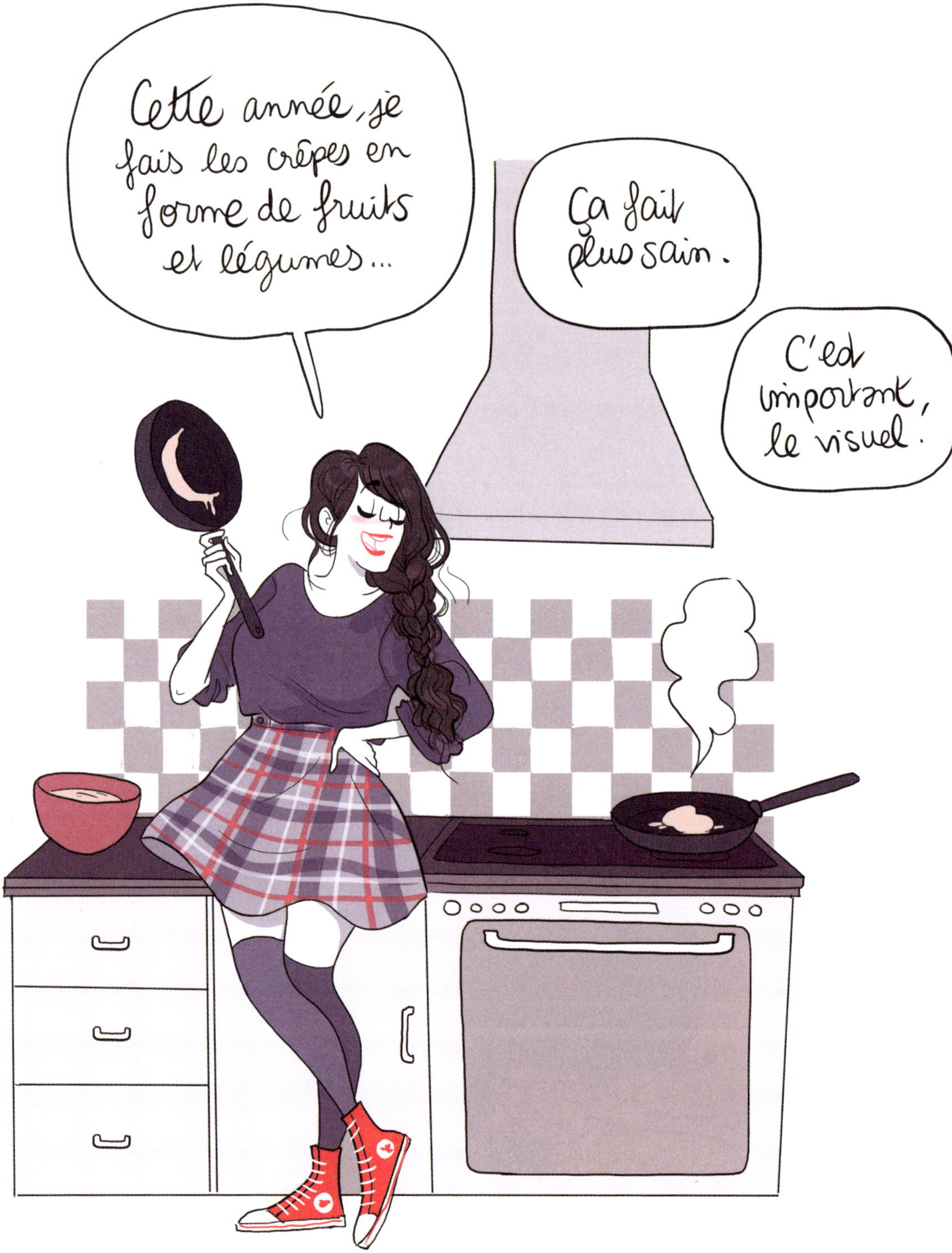
Cette année, je fais les crêpes en forme de fruits et légumes...
Ça fait plus sain.
C'est important, le visuel !

- pour le dessert, ne préparez pas vos crêpes à l'avance ! La pile vertigineuse sur l'assiette serait bien trop tentante et surtout, si facile à avaler. Équipez-vous d'un appareil à crêpes permettant de réaliser de petites crêpes façon blinis. Chacun dépose un peu de pâte sur l'appareil et prépare lui-même sa crêpe : c'est plus long, donc l'estomac a le temps de se sentir rassasié avec seulement 3 ou 4 petites crêpes, soit l'équivalent d'une grande !

Au total, vous aurez donc consommé une crêpe salée et une crêpe sucrée, tout en ayant partagé avec vos amis un bon moment de convivialité.

Des crêpes salées et légères

On l'a dit, on le répète, tout est dans le fourrage ! S'il est riche, alors la crêpe est riche.

Oui, mais c'est bon quand ça dégouline de béchamel...

Voici donc deux solutions pour réaliser une béchamel plus légère : oubliez le beurre et levez le pied sur le fromage râpé. Pour le fromage, ce n'est pas difficile, il suffit d'opter pour un parmesan très relevé en goût. Une cuillerée à café suffira amplement à rehausser la saveur de la béchamel. Et il est tout à fait possible de réaliser une béchamel sans beurre, dont voici la recette :

Pour 4 parts, il vous faut :

- 300 ml de lait écrémé
- 1 CS de Maïzena®
- 1 cc de muscade
- 1 pincée de sel
- 1 pincée de poivre

Prélevez 2 CS de lait froid et délayez-y la Maïzena®. Portez le reste de lait à ébullition, versez-y la Maïzena® et cuisez à feu doux sans cesser de tourner avec une cuillère en bois. Ajoutez la muscade, salez et poivrez.

Il ne vous reste plus qu'à déposer la préparation dans votre crêpe et à la passer quelques minutes au four : le tour est joué !

Et pour une crêpe encore plus légère, vous pouvez aussi remplacer le fromage par des champignons de Paris mixés. Ils dévoileront toute leur saveur et donneront une belle onctuosité à la béchamel.

Des crêpes au chocolat « étonne tes amis »

Ou comment éviter la crêpe Nutella®-banane-chantilly...

Vous le savez sans doute déjà, la crêpe sucrée la plus légère, c'est la crêpe au sucre. La crêpe à la confiture est tout aussi légère.

Seulement voilà... une crêpe party sans chocolat, c'est vraiment pas possible. Vos enfants vous haïraient et vos amis se demanderaient pourquoi vous boycottez la Chandeleur.

Alors, comment éviter avec brio cette fameuse crêpe Nutella®-banane-chantilly ? En confectionnant une mousse légère, qui offrira à vos convives la saveur chocolatée, mais en toute légèreté.

Voici la marche à suivre :

- à l'intérieur de la crêpe, placez des morceaux d'orange confite et quelques copeaux de chocolat noir ;
- et sur la crêpe, vous déposez un nuage de mousse savoureuse mais ultralégère. Elle sera composée de 200 g de chocolat noir (pour le goût !), de 200 g de crème liquide légère et de 6 blancs d'œufs, ainsi que d'une pincée de sel et d'une cuillerée à café de sucre. Ces proportions sont valables pour 12 personnes au moins, selon les appétits. Ensuite, c'est ultra-simple : vous réalisez des copeaux de chocolat (vous pouvez aussi l'acheter directement en petites billes) et vous versez dessus la crème liquide que vous aurez portée à ébullition. Mélangez bien pour faire fondre le chocolat. Puis vous montez les œufs en neige, et vous additionnez le tout, le sucre et le sel compris, dans un saladier. C'est prêt ! Placez la mousse 4 heures au réfrigérateur et vous n'aurez plus qu'à servir la crêpe avec une noix de mousse *sur* la crêpe et non pas *dans* la crêpe.

Des crêpes sucrées « cale tes amis » (et ton estomac)

C'est bien gentil tout ça, mais la recette « nuage de chocolat », ça ne va pas du tout convaincre votre mari, grand adepte de la crêpe bien lourde : s'il pouvait mettre tous les ingrédients de la carte à l'intérieur d'une seule et même crêpe, il le ferait !

On a donc pensé à lui et on a testé, pour lui, la crêpe chocolat-avoine. Avec celle-ci, il devrait être calé sans pour autant voir augmenter ses poignées d'amouuur. Elle aura l'onctuosité de la pâte à tartiner, mais l'huile en moins !

Pour 4 ou 5 crêpes :

- Du lait écrémé (un pot de yaourt)
- Du son d'avoine (l'équivalent d'1/2 pot de yaourt)
- 1 patate douce râpée (un pot de yaourt)
- 3 cc de chocolat noir en poudre
- Un peu de cannelle si vous aimez
- Une pointe de cointreau ou de kirsch (pour faire genre comme au resto, et pour plaire à l'homme)

Mettez dans une casserole le lait, le son d'avoine, la patate douce râpée et le chocolat.

Laissez chauffer lentement en tournant pour cuire la patate douce et obtenir une consistance de pâte à tartiner : c'est très rapide car la patate douce cuit très vite. Ajoutez la cannelle et une pointe d'alcool si vous le souhaitez.

Pour encore plus d'onctuosité, vous pouvez mixer le tout. C'est prêt !

Et comme boisson, vous prendrez... ?

! Même s'il n'est pas aussi léger qu'un verre d'eau ou une tasse de thé, le cidre est deux fois moins riche que le vin, une tasse équivalant à peu près à un jus de tomate. On peut donc en consommer, avec modération.

La pâte à crêpes légère

Pour 6 crêpes

- **Préparation 10 mn**
- **Repos 1 h**

Ingrédients :

- 100 g de farine
- 1 œuf
- 250 ml de lait écrémé

Mélanger les ingrédients jusqu'à obtention d'une pâte lisse. Laisser reposer la pâte environ 1 heure.

Faire chauffer la poêle, déposer une petite louche de pâte, laisser cuire sur une face, puis sur l'autre. Procéder ainsi pour chaque crêpe.

33. *JE MANGE LES BONBONS DES ENFANTS*

Votre programme alimentaire a démarré et vous êtes pleine de bonnes résolutions, remontée à bloc ! Chaque matin, vous vénérez la déesse Salade verte, et le yaourt nature a envahi votre réfrigérateur. Seulement voilà...

Votre petit dernier va fêter ses 5 ans la semaine prochaine et il n'est pas envisageable d'inviter ses petits copains autour d'un fromage blanc à 0 %. Or, la fraise Tagada® et les nounours en guimauve, il faut l'avouer, c'est votre péché mignon. Alors, on fait comment pour ne frustrer personne ?

Voici quelques astuces pour zigzaguer entre les sucreries.

J'envoie une invit' pour 16 heures

Cette astuce présente un tas d'avantages. D'abord, 16 heures-18 heures, c'est laaargement suffisant pour que votre bambin soit content et que votre appart' ne soit pas totalement ravagé après le passage des charmantes têtes blondes. Et, à 16 heures, vous commencez forcément par le goûter. Si vous ne pouvez pas résister aux sucreries, préparez la table, mais n'ouvrez pas les sachets de bonbons avant 15 h 50 pour limiter les tentations. À 16 heures, les enfants se précipiteront sur le buffet. Et à 16 h 10, il n'y aura plus un seul nounours à la guimauve. Le tour est joué !

J'organise un jeu de piste sucré

C'est très facile ! Grâce à des indices cachés, les enfants doivent trouver des petits cartons. Arrivés au carton numéro 10, ô, joie ! ô, bonheur ! ils découvrent une petite boîte remplie de bonbons. Il ne leur faudra une fois de plus pas plus de 5 minutes pour dévorer le butin et vous n'aurez pas eu le temps d'atteindre la moindre friandise !

Je suis une (très) mauvaise mère : je leur achète des trucs pas bons

Je dépose sur la table toutes les sucreries que je n'aime pas : des têtes brûlées (j'ai passé l'âge d'avoir la langue bleue), des biscuits fourrés à la pseudo-fraise, du jus d'orange tellement chimique que même le Tang® à côté semble être fraîchement pressé. Ils sont contents et vous n'êtes pas tentée.

Je suis une (très) bonne mère : je leur achète des trucs trop bons

Surtout pas de sucreries ! Non ! Chez vous, c'est gâteau maison, eau minérale ou jus d'orange fraîchement pressé. Le tout servi à table avec une jolie nappe blanche.

Vous pouvez découper de jolis morceaux de fruits sur un plateau, par exemple une banane pour faire le tronc d'un palmier et des quartiers de kiwis pour faire les branches. C'est beau ! Vous pouvez aussi réaliser des petites brochettes de fruits frais et de fruits secs sur un cure-dents, etc.

L'énorme avantage de ce goûter festif, c'est qu'il vous restera des fruits et du gâteau pour le dîner, l'enfant de 5 ans ayant une nette préférence pour le soda et les biscuits à la fraise.

L'autre avantage, c'est que les copains de votre fils ne voudront plus revenir, les prochaines fêtes auront donc lieu chez des mamans plus « cool » (mauvaise mère, va !).

Prévoyez un déjeuner léger

! Si vous voulez partager le goûter avec votre chérubin, prévoyez un déjeuner léger pour vous-même. Salade variée, haricots verts, pommes de terre au four et poisson en papillote. Vous équilibrerez ainsi votre journée !

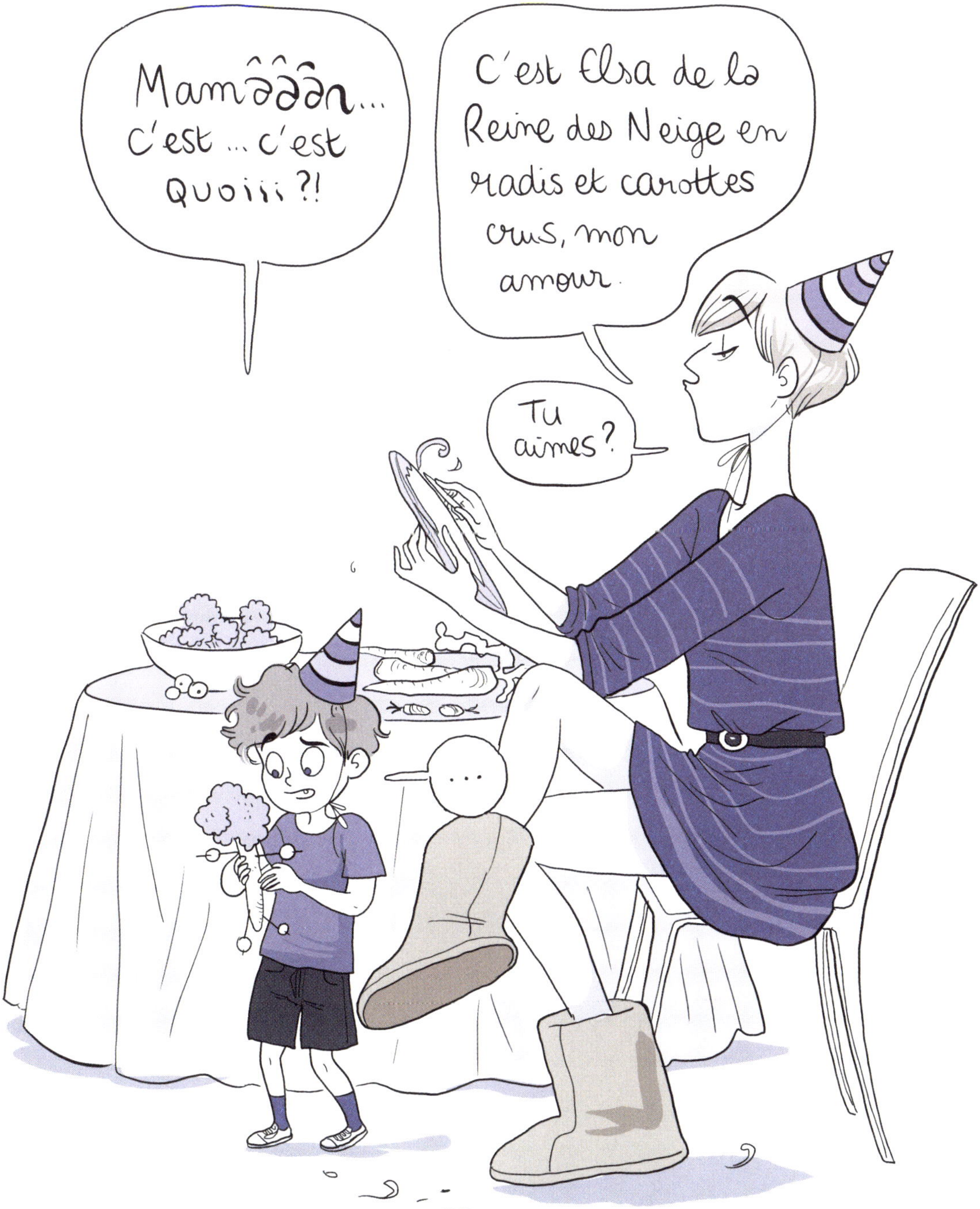
Mamââân... c'est ... c'est Quoiii ?!
C'est Elsa de la Reine des Neige en radis et carottes crus, mon amour.
Tu aimes ?
...

Je prévois des ballons gonflables et des sifflets

Pour faire oublier le manque cruel de bonbons, préparez des petits cadeaux *made in China* dans des sachets en plastique : chaque enfant reçoit un ballon, un sifflet et de la « pâte à prout », et éventuellement quelques bonbons dans des sachets individuels (et achetés en petite quantité).

Et voilà, vous avez réussi à faire oublier le goûter bien trop classique et vous avez redoré votre blason de mère exemplaire.

Recette ludique
Sushis de mangue, cannelle et coco

Si les enfants n'apprécient pas, tant pis, vous pourrez les grignoter sans culpabilité pendant que votre troupeau de maternelle dévorera à pleines dents les petits crocodiles verts.

Pour 4 personnes

- **Préparation 10 mn**
- **Cuisson 20 mn**
- **Repos 30 mn**

Ingrédients :

- 1 portion de riz blanc cru
- 100 ml de lait 1/2 écrémé
- 140 ml d'eau
- 1 cc de cannelle en poudre
- 5 g de cardamome (1 cosse)
- 2 cc de noix de coco râpée (sèche)
- 1 CS de sucre en poudre (ou en morceaux)
- 200 g de mangue (1 petite mangue)

Verser le riz dans une casserole avec le lait et l'eau, ajouter la cannelle et la cardamome pour parfumer. Faire cuire à couvert et à feu doux pendant 20 minutes, jusqu'à ce que le riz soit bien cuit et qu'il ait absorbé tout le liquide. Ajouter un peu d'eau s'il en manque en cours de cuisson, mais veiller cependant à ce que le riz reste collant.

Enlever les épices, incorporer l'édulcorant et la noix de coco, puis mélanger. Laissez refroidir.

Former les sushis en petits tas. Découper des morceaux de fruits et les déposer sur le riz.

Variez les saveurs et les couleurs en utilisant des kiwis, des poires, des fraises, des pêches en fonction des saisons !

Vous pouvez les accompagner d'un coulis de fraise, mais si les enfants y goûtent, prévoyez le détachant et déménagez le tapis du salon.

Gâteau au chocolat ultraléger

Pour 10 personnes

- **Préparation 10 mn**
- **Cuisson 6 mn**

Ingrédients :

- 100 g de chocolat
- 50 g de beurre
- 60 g de farine
- 40 g de sucre
- 1/2 sachet de levure
- 100 ml de crème liquide à 5 %
- 2 petits œufs

Faire fondre le chocolat avec le beurre au four à micro-ondes pendant 2 minutes, puissance 750 W.

Dans un récipient, mélanger la farine, le sucre et la levure. Ajouter la crème liquide, les œufs, puis le chocolat et le beurre fondu. Bien mélanger cette pâte.

Verser la préparation dans un moule adapté au four à micro-ondes et faire cuire 4 minutes, puissance 750 W.

Vous pouvez renforcer le goût du chocolat en ajoutant 1 CS de cacao maigre brut.

index

Index des recettes

Index des trucs et astuces alimentaires

index

Index de gymnastique

index des tests et quiz

Index du look

Index des trucs et astuces psycho

Imprimé en Italie par STIGE
Pour le compte des Éditions Marabout (Hachette Livre)
58, rue Jean Bleuzen – 92170 Vanves - Cedex
Achevé d'imprimer en décembre 2015 – Dépôt légal : janvier 2016
Codif : 3763418 – ISBN : 978-2-501-11158-34
Weight Watchers® est une marque déposée de Weight Watchers International, Inc., et est utilisée sous licence.